王九一临床经验集

主　审　路志正
主　编　王九一
副主编　李宝宗　孙亚征　王小一
编　委（以姓氏笔画为序）
　　　　王万方　王玉春　石瑞香
　　　　石瑞舫　刘士梅　苑金藏
　　　　姚雪玲　高　元
顾　问　路喜善　高荣林　李方洁
　　　　苏凤哲

中国中医药出版社
· 北 京 ·

图书在版编目（CIP）数据

王九一临床经验集/王九一主编 . —北京：中国
中医药出版社，2021.7
ISBN 978-7-5132-6994-0

Ⅰ.①王… Ⅱ.①王… Ⅲ.①中医临床-经验-中国-
现代 Ⅳ.①R249.7

中国版本图书馆 CIP 数据核字（2021）第 093641 号

中国中医药出版社出版

北京经济技术开发区科创十三街 31 号院二区 8 号楼
邮政编码 100176
传真 010-64405721
保定市西城胶印有限公司印刷
各地新华书店经销

开本 880×1230 1/32 印张 6.75 彩插 0.25 字数 169 千字
2021 年 7 月第 1 版 2021 年 7 月第 1 次印刷
书号 ISBN 978-7-5132-6994-0

定价 39.00 元
网址 www.cptcm.com

服务热线 010-64405720
购书热线 010-89535836
维权打假 010-64405753

微信服务号 zgzyycbs
微商城网址 https://kdt.im/LIdUGr
官方微博 http://e.weibo.com/cptcm
天猫旗舰店网址 https://zgzyycbs.tmall.com

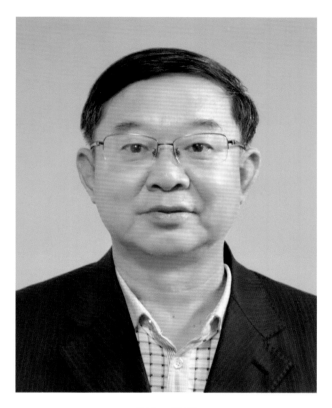

王九一近照

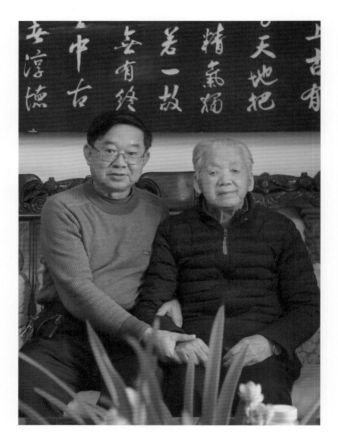

王九一与路志正老师合影

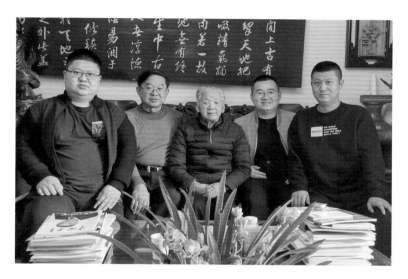

王九一及名医工作室部分成员与国医大师路志正合影

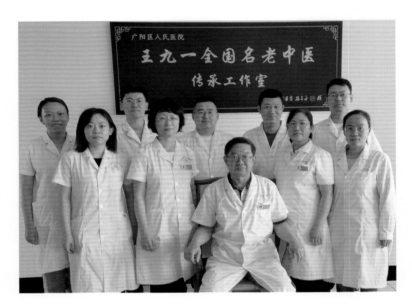

王九一名医工作室部分成员合影

王九一简介

　　王九一，男，汉族，1950 年 5 月 22 日出生于河北廊坊市安次区北史家务乡西孟各庄村一个农民家庭。1965 年中秋拜当地名医陈子兰老先生为启蒙老师学习中医。1967 年 11 月任乡村医生。1975 年 9 月毕业于河北医科大学中医系。系国医大师路志正亲收弟子，1981 年在广安门医院跟师临床 2 年，于 1997 年在人民大会堂正式拜师。

　　河北省名医，廊坊市首届十大名医，第五批全国老中医药专家学术经验继承工作指导老师，全国中医药科技成果评审专家，河北省第二批"师带徒"老师，第五批河北省老中医药专家学术经验继承工作指导老师，河北省中医药学会第四届委员会常务理事。曾任政协廊坊市委员、广阳区常委，现任河北省针灸学会副会长，廊坊市中医药学会顾问，廊坊国际中医协会会长，廊坊市卫生局医疗事故鉴定委员会委员，廊坊市跨世纪人才，有突出贡献专家，享受市、区两级政府特殊津贴。

　　自幼酷爱中医，精通中医典籍，重今图强，师古创新。从事中医临床 53 年，主张一个"活"字，不拘泥一家一法。擅长中医内科、针灸，对妇、儿科也有较深造诣。对心脑血管病、更年期综合征、慢性风湿及类风湿病、痛风、干燥综合征、银屑病、男女不育不孕、慢性顽固性眩晕、咳喘、胃病、急慢性婴幼儿腹泻、厌食、择食等病证，均有独到的见解和经验。

　　积极参加全国的学术活动，撰写论文、论著达 300 余万

字，著有《中医养生保健精要》《说医道药话健康》，于 2011
年分别获河北省中医药学会优秀著作奖和三等奖。参加撰写并
出版了《痹病论治学》《中医心病证治学》《湿病证治学》
《医林集腋》等，曾获 6 次市级科技进步奖，二、三等奖，在
省级以上刊物发表论文近 30 篇。

路　序

　　王九一自幼酷爱中医学，1980年中秋起跟师临床学习40年，遂成为路门医学亲传弟子。

　　九一忠厚仁义礼，温良恭俭让。自少年学习优秀，砺志悬壶，串雅乡里，立足于中医临证五十余年。熟读经典，广采众长，潜心学习，勤于实践。攻研脾胃学说和湿病理论，带领其学生认真总结临证经验，探讨疑难病证治疗。总结并阐述了妇人血证并风湿痹病证治，提出了妇人血证并风湿痹病的生理病理新机制，新的发生发展特点，扼要地论述了妇人风湿痹病在青春期、生育期、更年期三个不同年龄阶段和月经期、产褥期两个特殊生理时期中的发病机制和证候特点，是路氏医学对风湿痹病的一个新的论点。该文凸显了"四季多湿病""北方亦多湿"及"百病多湿邪，湿证贯百病"的理论观点。在易水医学"脾胃学说"和"湿病论"上卓有建树。

　　学生们将跟师临证实录认真整理成册。同学们努力进取，为鼓励后生，促进中医药事业的发展，薪火相传，乐为之序。

路志正

作序于北京

自 序

　　本书是我的学术思想及经验和学生们撰写的跟师临证学习体会，以中医临证实录为依据，以中医基础理论为指导，并传承前辈老师的学术思想和临证经验，以弘扬易水学派的脾胃学说和路志正老师的湿病理论中的部分内容。

　　吾辈出身农家，目睹农村缺医少药的困境，即使父母生病也眼巴巴地看着，顿足焦急，束手无策，因砺志学医，当一名串雅郎中。少年时期成长于新中国建设方兴未艾、人人都穷的年代。我从1963年也就是13岁读初中一年级时便开始了对中医学借书自读的阶段。事不遂愿，又时不我待，自信未来可期，不负韶华。在这短暂的少年期，因为"文革"停课，而后我学过瓦木匠，任过民办教师，于1965年中秋拜河北安次县名中医陈子兰老先生为启蒙老师，经百倍努力奋争，于1967年11月正式成为一名草根乡医，从事着本村及附近村的医疗保健、预防接种等工作。在繁忙的农村医务中边学中医，边采集地方草药达400余种，以供村民们免费防治多种常见病、多发病，有时甚至是疑难病。由于学习中医的思想迫切，又于1972年4月进入河北新医大学中医系学习，荣为第二期工农兵学员。

　　1975年9月毕业后，正式从事中医内科临床工作。医海茫茫，如何提高个人的医、教、研水平成为燃眉之急，如何总结研究前辈临证经验刻不容缓，于是通过大师姐路喜素的同学介绍，在1980年中秋的丰收季节，万幸拜师于国医大师路志正老师门下。门师言传身教，耳语相授，尽得高精深理论知识。吾积累了十余年的疑难问题，在老师那里茅塞顿开，学到了前所未学的内容。

门师叮嘱：读书师古非泥古，因证施方不执方。还说：熟读王叔和，不如临证多。我和学生们扎根中医临证，把临证研究作为提高医技水平的动力。老师授之以渔，传承之，教之以法，施用之。

吾追随老师学习中医临证 40 年，积极参加全国学术研修活动，聆听焦树德、朱良春、谢海洲、关幼波、刘渡舟等前辈大医的传授。前贤们的传授精神，吾辈甚感自身之不足，任重道远。吾于 1999 年晋升为主任中医师，并被评为全国第五批临床师承指导老师，被评为河北省名中医和首届燕赵名中医。现任河北省针灸学会副会长、全国中医药科技成果评审专家。

在长期的中医临证中，在门师的指导下，总结了部分中医疑难病证治疗经验，还曾研究过各家学派，虽收获一些荣誉，但由于水平有限，只能是在中医某一领域的点滴体会，若加以提高，或许能成为中医宝库中的贝壳。吾师和同学们均感幸哉！

学生石瑞舫、刘士梅、王玉春、石瑞香、苑金藏、王万方、李宝宗是经全国统考荣为全国及省中医临床优秀人才，她（他）们有释缚脱艰、济赢劣以获安者的大医精神。在从师学习上，师于多名国医大师，广学众长，潜心经典，深悟其理，扬其精神，弘其内涵，随迁革演变，去伪存真，师古创新，攻坚穷研，对每一案例认真总结，内容翔实，有始有终，有根有据，各有千秋和独到之处，如有不足，敬请老师和同仁们予以斧正，不胜感激，虚怀恭受。为感谢老师，鼓励不惧劳苦的学子，彰显拳拳济世精神，欣然作序。

王九一

辛丑春于廊坊市九一九五德生堂

目 录

第一章　临证心得

第一节　细辛的应用

"搔痒不着赞何益，入木三分骂亦精。"这是笔者门师、现代国医大师路志正教授的座右铭。

承袭老师思想，对临床中所遇到的疑点难点，总是潜心穷研。在中医临床中常用的细辛，治疗外寒里饮证之咳喘、风寒湿痹证之酸麻胀痛楚及其他多种病证，其疗效之佳在此不加赘述。唯其与疗效密切相关的品种、用量、毒副作用、所治病证及其宜忌值得探其究竟。笔者从初涉临床使用细辛不过钱（3.125g），后渐增到三钱（约10g）以上，根据病情需要乃至用到15g以上，个别案例的用量到20~30g，至今已有40余年的使用史。1983年中华中医药学会成立"痹病攻关组"（后改为中国风湿病分会），我跟随路志正、焦树德二位老师攻关风湿病，二位前辈所认定的有效且较安全的剂量为6~12g，于临床使用，从未见过有异常反应者，且取得了满意的临床效果，尤其对疼痛、痰饮、咳喘的患者，效如桴鼓。故在本院中药房里写了一条长期医嘱：本人用细辛15g以下不再重复签字。

从古籍记载到现今临床以及实验室的研究报道，论文论著及各类探究文章比比皆是。众所周知，自古以来在临床的用量即是不过钱，随着时代的迁革，中医临床的不断发展，现代医家对细辛的临床研究报道及学术思想的论述仁者见仁，各有建树。综合实验室的各家研究，迄今，关于细辛的品种、用量及毒副作用基本清楚。但临床医生在使用之际仍感无所适从，施之畏误，每用其量难酌，常量怕无效，超常量又恐伤人。

据考，张仲景用细辛大量为六两，如小青龙汤、小青龙加石膏汤、射干麻黄汤、当归四逆汤、乌梅丸等，当时的一两合现在的 15.625g，六两折合 93.750g。到了宋代，医家陈承在《本草别说》一书中提出"细辛不过钱"的说法，历代医家颇多非议，延至清代陈修园，他在《神农本草经读》中说："宋时陈承谓细辛单用末，不可过一钱，多则气闭不通而死，近医多以此语忌用，而不知辛香之药，岂能闭气？上品无毒之药，何不可多？"这些在中国中医科学院广安门医院陈小全老师的文章里已有论述。现代临床众多大家争鸣不已，创意非同。河北名医刘沛然著有《细辛与临床》一书，他在卷首说："余使用细辛治疗多种病证，在用量上无一例失效，无一次过失，亦未发现不良反应。"刘老前辈在细辛施治及用量上颇具匠心及创意。1979 年笔者有幸与刘老在河北省中医学术年会上相见，请教前辈用量，欲亲尝 45g。他在《细辛与临床》一书编写说明中写道：为了探讨细辛用量，有一次竟喝下 120g 生药汁，体验服前与服后无不适之感，各种检验亦无任何变化。《神农本草经》将其列为上品药 120 种内，"细辛，性温，味辛，主咳逆，头痛脑动，百节拘挛，风湿痹痛，死肌。久服明目，利九窍，轻身长年。"虽未言用量，但可"久服"。至北宋陈承方言：细辛非华阴者不得为真，若单用末，不可过一钱。现代研究证实，细辛的主要成分为甲基丁香酚和左旋细辛素等挥发油。其药理作用为解热镇痛、镇咳祛痰等，其副作用是可麻痹呼吸中枢。

综上所述，基本明确细辛的作用、用量、功效、副作用及相关的诸多方面问题。单用药末冲服，因含挥发油量大，毒性大，易致人气闭，不可超过《中国药典》最大用量 3g（注：《中国药典》中未说明是煎服与冲服剂量，《中药大辞典》则注明内服煎汤 0.3~1 钱）。现在临床同道共识，煎剂在共溶和助溶作用下，含挥发油量低，毒性降低而提高了疗效，故可用至 12g 左右。在宋代以前，如《神农本草经》列为上品君药的说法，与刘沛然老前辈的临床经验相符。

然就在笔者顺利而忙碌的临床工作中，于 2005 年夏突然发生了两例用细辛复方煎剂有反应者，其剂量均为 10g（病例附后），其主要临床反应较为一致，即头晕、呕吐、腹泻、汗出、乏力等症状。经三级甲等医院综合检查均未见血压及心、肝、肾、肺或其他脏器的异常，两例患者经医院一般支持疗法，分别输液 1~3 天恢复如常。

45 年的中医临床遇此两例，苦不堪言。当即把本市十余家药店的细辛取来品尝比对，结果均有差异。《中国药典》（1995 年版）一部载：细辛，本品为马兜铃科植物北细辛、汉细辛或华细辛的干燥全草。《中药大辞典》（江苏新医学院编，1986 年 5 月第一版）载：基原：为马兜铃科植物辽细辛或华细辛的带根全草。原植物：①辽细辛：《本草原始》又名万病草、细参、烟袋锅花、东北细辛。生长于林下、灌木丛间、山沟、林缘或山阴湿地。分布在东北及山东、山西、河南等地。②华细辛，又名（《本草原始》）白细辛。药材：①辽细辛，又名北细辛（《理伤续断方》）……气甚芳香，味辛辣，后具麻木烧灼感，以根灰黄色、叶绿色、味辛辣而麻舌者为佳。产于辽宁、吉林、黑龙江等地。②华细辛，外形与辽细辛相似，香气及辛辣味较弱，而麻木烧灼感较强，产于陕西。除上述正品外，少数地区尚以下列各种作细辛使用，一般称为土细辛，有杜衡、大花细辛、花叶细辛、圆叶细辛，使用于广东、广西等地。《中药大辞典》载：杜衡……③《唐本草》：……根似细辛、白前等，今俗以"及己"代之，谬矣。及己……殊无芳气，有毒，服之令人吐……。④《本草衍义》：杜衡用根，市者往往乱细辛。⑤《纲目》……及己似细辛而有毒，吐人，昔人多以及己当杜衡，杜衡当细辛，故而谬误也。

通过实物品尝比对，查阅大量古今资料验证，其药源混杂不纯。有麻辣气香均烈者，有麻辣气香不烈者；有先气香而后麻辣者，也有先麻辣而后气香者。总之，说明货源不纯，细辛正品杂以它品，如杜衡、及己，或细辛本身已不是优质品种。

笔者诊治的两例有反应患者均发生在夏暑湿热之季，均是更年期患者，并均有寒热错杂之烘热症，痰浊瘀阻，伴有风湿痹痛等症，细辛用量均是10g。服药后所出现的反应症状，从第一天服药开始至第三天加重到无法再继续服药，基本一致，唯轻重不一。经过对全方药物分析，排除了其他药物的副作用和干扰。结论如下，虽不成熟，愿抛砖引玉，以纠不逮。

（1）一定要遵《中国药典》的用量使用。内服煎剂用量1~3g；单味生药药末冲服或做丸、散、膏、丹、胶囊等内服剂量为0.5~1g；外用适量。不宜与藜芦同用。

（2）综合历代医家临床论述和现代医家的实践经验与实验研究，有效的复方汤剂，剂量在6~12g为佳。超《中国药典》剂量或根据病情需用大剂量时，除辨证清楚外还需煎煮30分钟以上。

（3）必须明确所用品种，以辽宁、吉林、黑龙江省所产北细辛良，为上品。汉城细辛、华细辛均是《中国药典》收录之正品。杜绝及己、杜衡、及其他土细辛（如大花细辛、圆叶细辛等杂品混入）做正品细辛使用。

（4）必须辨清所施治病证。适用于阴盛里寒证、少阴风寒证、外寒里饮证、寒凝气滞（气闭）证、风寒湿痹证，可以治疗风寒感冒、痰饮咳喘、风寒湿痹、痰浊痹痛、头痛、牙痛、寒闭其肺之鼻塞及里虚寒证。

（5）阴虚内热证脉数者不用，脉缓乍数者不宜用。

（6）对于阴阳失衡、寒热错杂、阴阳两虚、实热证、阴虚内热及气血两虚证均应禁用，更年期综合征伴有风寒湿痹者不用或慎用。

（7）用药季节以秋冬季为宜，而春夏季宜少用或慎用。暑天蒸蒸发热，汗出黏身之季，尤当慎用或不用。

（8）不宜后下，宜和群药复方使用。根据病情，需要用量较大时，宜与群药同煎共溶，或延长煎煮时间至60分钟。

（9）可参考名老中医刘沛然对细辛使用的宜慎条目：①劳痰失血非所宜，反能引血化热。②寒化口渴者慎用，外感风寒已解或未解口渴亦慎用。③目疾，内有障翳、赤白膜肤者皆不用（注：眼睛不明，泪出者、赤者可用之）。④衄血、溺血、便血、咯血、呕血、吐血皆不用。⑤久病阴虚灼热，非所宜。⑥凡病内热火盛及气虚、血虚、阴虚，并慎之。

病案1

李某，女，46岁，本市某职教中心教师，初诊时间：2005年7月8日。

主病史：形脺乏神，情绪不稳，抑郁，烦躁，不寐，潮热汗出，胸闷叹息，右肩痛，腰痛，有时双膝痛。月经后期，不规律，白带少，二便如常，平素血压偏高，140/90mmHg左右。舌红苔少薄腻，脉沉弦数。经3年余多治不愈。

分析：证属肝肾不足，阴虚内热，热扰心神，脾虚湿浊痹阻，经络气血不畅，故见上述症状。

中医诊断：绝经前后诸证；痹证。

西医诊断：更年期综合征（烘热症）；退行性骨关节病。

方药：栀子连翘汤化裁（自拟方）。

炒山栀6g，连翘10g，知母10g，炒酸枣仁30g，郁金6g，煅牡蛎（先煎）30g，丹参30g，怀牛膝30g，巴戟天15g，益母草30g，北细辛10g。

6剂，每日1剂，水煎2次，分早晚空腹服。忌生冷、油腻、腥辣饮食。

2005年7月10日电话咨询：服药1剂后，即出现恶心、心悸、胸闷、汗出、乏力的症状，与以往临床所见症状不同，余以为更年期患者症状此起彼伏，此重彼轻，变化较大，故嘱其再服；因患者信医，连服3剂，上症随之加重，呕吐、腹泻、大汗、疲惫。立即停药，到某医院经检查后未见阳性指标，输液3天后恢复如初。

病案2

张某，女，48岁，某市家庭主妇，初诊时间：2005年8月5日。

主病史：情感淡漠，烦躁易怒，寐差，凌晨潮热汗出，时热乍寒，乏力，困倦肢楚，胸脘胀，肢末关节酸楚疼痛，足跟痛，腰膝酸痛，膝以下轻度水肿。月经量少稀发。纳可，二便如常，平素血压稍高，（140～150）/90mmHg。舌红苔少薄黄腻。上症久治效果不显。生化检查，血脂、血糖、血尿酸、血黏稠度均属边缘状态。

中医诊断：绝经前后诸证；痹证。

西医诊断：更年期综合征（烘热症、更年期水肿）；退行性骨关节病。

辨证：阴阳两虚，寒热错杂，虚实兼夹，肝肾不足，风寒湿痹阻，因见上述诸症。

方药：二仙汤化裁。

仙茅6g，淫羊藿10g，当归10g，知母10g，巴戟天10g，怀牛膝30g，北细辛10g，炒酸枣仁30g（打碎），煅牡蛎30g（先煎），百合30g，茯苓30g，炒枳壳6g。

6剂，每日1剂，分早晚空腹服，忌生冷、油腻。

2005年8月8日，药后反应，第一次服药后恶心、头晕、汗出，第二次服药后呕吐、大汗、腹泻、身体不支，到某医院输液1天后恢复如初，经医院检查未发现阳性指标。

第二节 伏湿感冒治法

老师说："北方亦多湿。"又说："四季多湿病。"老师根据近百年的中医临床实践说明了湿病的特殊性、广泛性、多发性和常见性，也说明了现代疾病谱迁革和变化的现实。这一论断涵盖了自然界中滋生滋养万物水湿的正气，也包括了对机体有害的水湿之邪。路氏学者及各家同道立足于中医临床，纷纷讨论内外湿邪和因湿所致的疾病。

因湿致病的范围甚广，有关湿的疾病谱庞杂，证候的覆盖性更广泛，传承师钵，认为百病因湿邪，湿证贯百病。内、外、妇、儿等各科均可多见湿邪致病，堪称"百病祸端，胜过风邪"。湿邪可以贯穿所有疾病发生发展的整个过程，既是病因也是病机演变过程中的产物。

伏湿感冒即是湿邪侵袭，肺卫失宣，误于发表消炎等中西医治法，久治不愈，伏湿于肺卫不得宣散，蕴而化热，使病邪深入的状态。今管窥蠡测，斗胆托出老师的治法，以抛砖引玉，传承学术思想。

病案

李某，女，24岁，保定人，于1979年2月28日来诊。

主病史：1978年6月始发鼻流清涕、微咳等感冒症状，当时体温36℃，如常无热，服抗生素后即见低热，每于午后3~5时发作，一般在37~37.5℃，曾在保定、石家庄几家大医院经各种检查均未见明显异常，并经服中西药治疗8个月余，效果不显，迄今未愈，而来京就诊。

现症见：五心烦热，胸中有灼热感，心烦急躁，有时心动过速，口黏干苦，口腔内有冒火感，头晕，恶心，口渴思凉饮，纳谷不馨，夜寐多梦，睡眠不实，而醒后倦怠，啮齿，经常咳嗽，喉中自觉有痰胶结不易咳出，四肢发冷，身体从未有汗出，拘急不舒。近1周来，初到京华，水土不服而腹泻，日二行，尿黄少，望而两颧浮红，舌质暗红，苔白厚腻，脉沉弦小紧。月经正常。

老师分析：证属湿邪袭表，失于宣散。湿邪阻滞肺卫，致肺气失宣，蕴而发热。

治法：宣散疏解，轻清祛湿。

方药：苏叶9g（后下），藿荷梗各6g，杏仁9g，生苡仁30g，茯苓皮15g，大腹皮6g，炒白术10g，清半夏9g，黄芩10g，六一散20g（包煎），生姜2片。3剂。

煎服法及宜忌：每日1剂，水煎两次，分三次饭后半小时服。忌生冷，油腻。慎起居，避寒湿，宜清淡饮食。

二诊：1979年3月4日。

进上药3剂后肌肤发热发痒而汗出，手心及手指尖均得汗，自感周身清爽，五心烦热顿失，心情较以前舒畅，口黏退，头晕、恶心、腹泻及口内冒火感亦随之见退。唯咽喉刺痒，干咳，痰少质稀，咯出不畅，双眼沉困欲睡，口渴思饮，眠而不实，脉沉弦而细，舌质暗红，苔薄白。

师曰：湿邪得化，郁热已有外泄之机，今舌质暗红，宜防化燥伤阴之弊，以清解少阳，宣肺化痰为法。

方药：青蒿10g，柴胡9g，黄芩10g，杏仁9g，桔梗10g，前胡10g，薄荷9g（后下），炙杷叶12g，百合10g，清半夏10g，芦根20g（后下），生姜2片。

5剂，每日1剂，水煎两次，分三次饭后半小时服，宜忌同前。

三诊：1979 年 3 月 9 日。

进上药 5 剂后，夜寐转安，头晕消失，困倦乏神、咽干痛、口苦等症均消失。纳谷见馨，体力见增，精神见振。唯昨日唇内口炎骤起，脉沉弦小数。治以泻黄散增减 3 剂。

四诊：1979 年 3 月 12 日。

体温持续在正常范围，拟丹栀逍遥散方意善后 6 剂，康复返回故里。

按语：①患者发病于 1978 年 6 月，正当夏至时节，贪凉饮冷，感受寒湿，寒湿袭肺，肺卫闭塞，不得宣发，故初见鼻流涕，微咳等感冒症状。复经用抗生素等中西药 8 个月的乱投，使寒湿伏而不去，留寇入里，影响胃肠，寒湿蕴久化热。在病机演变过程中又见"湿热困脾"之证。终经老师循序渐进，丝丝紧扣，妙手除湿清热，使伏湿从肺卫宣散、脾胃清解而告愈。②本病证在四季都有发生，多见不鲜。因"四季多湿"和"北方亦多湿"的临床理论概念和施治方法尚未被医者重视，使湿邪伏留而演变多种证候，如有医者把藿香正气方药当成解暑药使用，其实藿香正气方药能祛四时不正之气，又以寒湿为主。因此，在春秋冬夏如有胃肠型感冒或流感影响了胃肠功能（感受寒湿者）施之甚效，或用甘露消毒饮（丹）化裁亦佳。

第三节　痹病治法

老师授之以渔而传也，承师之术以施之，无穷尽也。

1. 综合分析，明辨纲要，平衡整体

诊治痹病，必须全面诊察分析病情，综合患者的性别、年龄、体质、病之久暂、体征、病位的酸麻胀痛反应以及发病的季节和时间等，把搜集的所有内容及其所联系的各个方面综合，辨清属何类证候，何种痹病。老师言明：治疗首先要明确每个病状之属性，然后明确整体的属性，即找出主要矛盾和矛盾的主要方面。"察色按脉，先别阴阳。"在辨清痹证属阴属阳的前提下，再辨清表里寒热虚实之六要。阴阳是纲，六要为目，纲中有纲，纲中有目，目中有纲，目中有目，这是中医从宏观到微观总的分析法则。治疗过程则是调节阴阳动态平衡过程，即所谓"以平为期"。六要中以辨虚实为主。任何病证都要明辨虚实两大方面，即矛盾的主要方面，病在表有虚实之异，在里有虚实之别，在寒有虚实之分，在热亦有虚实的不同，尽管错综复杂，皆可一纲统之。"邪气盛则实，精气夺则虚。"老师指出：病状夹杂，变化无常，当辨清虚在哪脏，实在何腑，有无虚中兼实，实中兼虚，或先实后虚，或先虚后实之证等，否则，治之枉费功夫。

余1991年12月1日诊治王某，男，某厂工人，双膝关节冷痛，自觉有寒风透骨，酷似风扇吹冰，关节痛楚不堪，望之局部暗晦，稍有肿胀，经治年余不愈，每用解热镇痛药，汗出较多，稍有缓解，但维持时间不长，复痛如故，舌暗淡红，苔滑薄白，脉沉细迟。经X光片检查示双膝关节骨质疏松，血沉66mm/h，抗链"O"1：600，类风湿因子凝集试验（＋）。西医诊断为类风湿性关节炎；中医诊断为寒痹。细询病史，乃言病始于房劳过度，汗后外出，随后感冒，高热十数日，经中西医治疗渐愈，唯历节疼痛不愈，现以下肢关节疼痛为甚。

此缘房劳汗出，肾阳亏损，风寒乘虚入肾，留于筋骨之间，汗愈多而阳愈虚，故治当搜风剔寒，补肾和营，方用大乌头汤加味。

制川乌6g（先煎），麻黄6g（先煎），白芍15g，炙黄芪30g，巴戟天10g，枸杞10g，菟丝子15g，桂枝6g，炙甘草

6g，鲜姜 10g，大枣 6 枚。

3 剂，每日 1 剂，水煎两次，分 3 次饭后半小时服，忌生冷、油腻、豆制品，慎起居，避寒湿，宜清淡饮食。

二诊：疼痛顿减，冰冷感见失，药中病机，前方加当归 6g，土鳖虫 6g，以活血通络，前后增减 30 剂，病愈。

2. 审内辨外，把握标本，调治结合

痹病种类繁多，有五脏痹、六腑痹、五体痹，以其因受邪和症状不同又有行痹、着痹、痛痹、热痹、寒热错杂痹之别，其他还有周痹、众痹、血痹等等病名。从众多的痹病可知，痹有感受外邪而成者，有由内而生者。外邪侵袭机体，由表及里，留着肌肤、筋骨、关节等处，阻滞经络气血，遂发痹病；若五脏气血不足，精血衰少，则肌肤、筋骨、关节、经脉失养，亦可致痹病。由外而病多实证，从内而生多虚证，治法则截然不同，定要审清辨明内外错综、虚实兼夹之证，把握标本，抓住病机变化，以施之相应治法。《素问·至真要大论》云："从内之外者，调其内；从外而内者，治其外；从内之外而盛于外者，先调其内而后治其外；从外之内而盛于内者，先治其外而后调其内。"这是辨治之宗旨，也是治痹之大法。

1986 年 7 月 20 日治一孙姓患者，男，49 岁，某乡农民，初诊见症：身热，汗出多，且热势不退，历节红肿热痛，双膝尤剧，拒按，扪之灼手，舌红赤，苔黄略腻，脉滑数。患类风湿关节炎 30 余年，经常服用强的松、氟美松等激素类或解热镇痛类西药对抗性治疗，近几年比较平稳，周身大部分关节已僵直变形，丧失劳动能力。近日因暑热贪凉，露风而卧，沉疴骤起，关节肿痛不可着床，彻夜叫喊不能成寐，属湿热痹证，治以清热解暑，祛湿止痛，投白虎加术汤 3 剂，药后病势顿衰，易术加红参 10g，又进 3 剂，肿痛消退如初。

3. 痹情交错，审时度势，综合治理

临床所见痹病，兼夹错杂之证偏多，有虚实兼见者，也有寒热并存者，有表而兼里者，也有或阴或阳者，总之，由于感受邪气的性质及体质虚弱等因素的不同，病证变化无常，须认真观察轻重而施。病轻浅者，首按八纲辨析，再辨脏腑、经络之属，法以扶正达邪，疏通经络，标本兼顾，可数证兼治；新发重病，邪气盛实，痛热剧烈者，当用重剂，集中药力攻邪。前案张姓患类风湿关节炎 30 余年骤发重症，即按师之旨意施治，其效如桴鼓。若是气血大伤，而痹病骤发者，当投以功专力宏之药，衰其大半后，再予调理气血。或补或泻，或祛散或通调，或先内而后外，或先外而后内，或表里寒热兼顾之。此即综合治理之意，实是辨证论治之大法。

1986 年 10 月 1 日曾治一产后痹病患者，马某，某乡农民，初诊时产后 10 天。症见周身关节剧痛，腰痛如折，经用西医治疗 7 天无效，再见往来寒热，汗出畏风，口苦纳少，小腹痛，便秘，恶露暗紫，质黏稠，舌淡红，苔薄腻，脉弦大中空。血沉 35mm/h，体温 39.6℃。

此缘产时气血大伤，前后开腠，夜盖不严，感受寒湿，郁闭化热，内传少阳，与恶露相合，阻闭气血。本病因虚致邪，先虚后实，当固其里，谨防邪热内传，选红参 15g，煎汤顿服。次日二诊，身痛大减，腰痛见失，汗出畏风几无，舌脉大有转机，体温 37.8℃。服"独参汤"后元气顿复，病衰大半，投柴胡生化汤以和解少阳，兼顾化瘀生新，3 剂药愈，后因乳汁不足，投涌泉散收功。

4. 痹病不已，法宜祛湿，使余邪势孤

痹病多有缠绵之证，或反复发作，经久不愈，究其所因，乃湿为主邪，湿寒风热合而为痹。湿为阴邪，重浊黏腻，易损伤阳气，阻遏气机，夹寒风热等邪留着机体，久羁不去。故朱丹溪曰："六气之中，湿热为病，十居八九。"居处卑湿，行卧雾露，或汗衣湿覆，湿从外感；恣饮酒浆，过食生冷，则湿自内生。因此说，湿邪是痹之主邪，但脾气旺盛则无湿可留。脾气虚弱，湿邪外感内生，留着肌肤、筋脉、关节，闭阻经络气血，使痹久不已。当明兼夹和变化之证，祛湿大法因证而立，药据法施。湿浸肌肤，使营卫失和，见麻木楚痛，宜解表胜湿药，如麻黄、桂枝、防风、羌活、独活、防己、苍白术之类。譬犹清风送爽，湿气自消。寒湿相合，侵于肌肤筋骨之间，拘挛作痛，麻木不仁，宜温经化湿之药，如干姜、黑附子、肉桂、巴戟天之类，犹如离照当空，阴霾自散。湿热侵入，或由外直入，或由湿蕴久化热，使关节肌肉灼热，汗出，肿胀疼痛，宜祛湿清热相兼之品，首要祛湿，湿去热孤，痹可骤减，如苍术、黄柏、木瓜、生薏米、蚕砂、地龙、连翘、桑枝之类。归纳治湿痹三大法为：邪在表，宜汗而散之；在血脉，宜行而除之；在筋骨，宜温而化之。三法皆在祛湿，邪在局部，宜引经治之，弥漫表里，宜三法合而治之。

余治张姓痹病患者，男，58 岁，某市交通局干部，1986年 11 月 12 日初诊。左踝关节漫肿剧痛，彻夜不寐，疼痛难忍，曾服中药月余不效，严重时肌肉注射杜冷丁及安定（镇静药加强止痛作用）方能缓解片刻，由于痛不能忍，夜间延余诊治。症见痛苦面容，呻吟不止，诊视左踝部位漫肿，触之皮肤冷凉，畏寒怕风，拒按，舌质暗淡，苔白滑厚，脉沉细。先予针刺后疼痛稍缓，旋即入睡，法以温经散寒，化湿通络，选大乌头汤加味。

制川乌 6g（先煎），麻黄 3g（先煎），白芍 30g，黄芪15g，甘草 6g，炒薏米 15g，木瓜 6g，独活 12g，络石藤 15g，巴戟天 10g，肉桂 6g（后下）。

二诊：痛去大半，局部漫肿见轻，迭进二剂，肿痛基本消失，唯局部麻凉，病势转向轻缓，法以温补肝肾，濡养筋骨，投右归饮化裁 30 剂而愈。

5. 治痹百法，旨在通调，内外和畅

《素问·痹论》云："痹或痛，或不痛，或不仁，或寒，或热，或燥，或湿，其故何也？岐伯曰：痹者，寒气多也，有寒故痛也。其不痛不仁者，病久入深，营卫之行涩，经络时疏，故不通，皮肤不营，故为不仁。"这说明了痹病的病因病机。

老师说："四季多湿病，北方亦多湿邪。"这也指出了痹病疾病谱随着时代的迁革，而有更广泛、更新的变化。痹病是当今的多发病、常见病，有些痹病缠绵难愈，更成了现阶段的疑难病，如尪痹（类风湿关节炎、氟骨病）、燥痹、历节风（急性风湿性关节炎）、历节病（痛风病）等，主要与人们的生活工作环境和饮食习惯的改变有直接关系。所产生的内外湿邪便成了主要淫邪。与风寒热相合，阻闭气血，而见肌肉、关节疼痛等症。老师强调了湿邪为患，也强调了"合而为痹"。关于病机演变，老师强调，痹病无论是邪实还是正虚，都存在着"不通"的问题。古今百般治法，通调为要，是解决疼痛、肿胀、发热、麻木不仁及机能障碍的根本大法。老师说：读书师古非泥古，因证施方不执方。老师治痹，立法数十则，无论是搜风剔寒，祛湿清热，还是温补濡润，皆旨在通调。老师的十八字诀，法立皆是通调，从而达到五脏六腑阴阳气血之内外和畅，使经络气血通畅。老师说：欲治痹病，不可囿于常法，道法自然，法无定法，法据证立。宜心小胆大，智圆行方，融汇变通，可使药无虚发。治痹百法，终在"通调"。

余在 1990 年 1 月 5 日治一刘姓患者，女，25 岁，北京某公司职员。症见历节疼痛，双膝痛楚，足跟肿胀，按之凹陷，伴见咽痛，汗出，畏风冷，小便少，大便干。舌暗红，有瘀斑，脉细数小滑。体温 38.7℃，血沉 70mm/h，尿常规检查

（－）。某医用祛风止痛中药及抗感染、抗风湿西药治疗月余不效。细询病史，1989 年 11 月 17 日顺产一男婴，满月后沐浴，遂即发病。证属产后气血不足，复感外邪，湿寒风相合成痹，表闭营郁，治以祛邪和营，通络除痹，方用风寒湿痹汤（老师方）。

防风 9g，防己 9g，当归 10g，川芎 6g，辽细辛 3g，制附片 6g（先煎），生姜 6g，生甘草 6g，片姜黄 9g，桂枝 6g。

加减应用 12 剂，病愈上班。

第四节　肝病治法

十八字诀是治疗肝病的认识论和方法论。

十八字诀是路志正老师认真总结中医临床经验的理论精髓。

师曰：持中央，运四旁，怡情志，调升降，顾润燥，纳化常。这是老师根据当今中医临床多见脾胃病和湿饮痰浊病证及治疗经验的总结，是中医临床辨证施治的认识论和方法论。升降出入是机体脏腑功能活动的基本形式，而升发疏泄则是肝脏气机的一种运动形式。《素问·六微旨大论》云："非出入则无以生长壮老已，非升降则无以生长化收藏。"肝与其他脏腑的气机运动，如肝和胆、肝和脾胃之间的升降出入的功能活动，相互协调，相互制约，处于相对平衡状态，贯穿在机体生命活动的始终，无论什么因素打破了肝正常的升发疏泄功能，即可发生肝病或与其相关的脏腑病证。

师曰："中医辨证论治必须与临床相结合，只有结合临床才能辨析清楚病因病机，诊断无误，制定精准的施治方法。"因此说临床是中医理论的产生基础。学生通过 20 世纪 80 年代老师的病历实录，浅谈十八字诀在临床对肝病治疗方法的指导作用。

论治肝病的两点体会，即"治肝切勿伤肝"及"治肝贵在调理"，这是老师十八字诀重要学术思想内容。问曰："升发疏泄是肝的一种运动形式，其性主升，主动，实证居多，又何以有伤肝气？何以打破肝的正常升发疏泄功能？"师曰："观肝病临证（指急性传染性甲型肝炎）实证，湿热蕴结，肝胆不利较多见，故多以祛湿清热、解毒利胆、疏肝运脾和胃为常法，虽貌似相宜，但忽视方药过于寒凉，清解无节，疏利无度，遏抑肝阳，劫夺肝阴，克伐肝气，戕伤脾胃，无论湿热毒邪的衰减如何，必致肝脏气机不利。"肝体阴而用阳，其气升发，性喜疏泄条达。若孤意清解，偏执寒凉，投以大剂量苦寒之味，致肝气升发不足，疏泄无权，升降失调，一方面可以造成肝气郁结，郁久化火，扰动胆腑，上犯清窍，另一方面可以导致肝气横逆，犯脾侮胃。故在临床急性甲肝出现脾胃不和者不鲜，即使是'邪之所凑'，也必当审时度势，合理调治。遵师十八字诀"持中央，运四旁，怡情志，调升降，顾润燥，纳化常"，不偏不倚。治肝之法贵在调理，拟疏肝健脾，切勿恣意香燥，极易伤阴，劫灼肝阴，则阳失依附，易致肝阳上亢；而大剂苦寒戕伤脾胃，则药食难运，制肝无力，致脾虚肝郁，其理使然。总之"求之"太过，终致升降失调，则无以生长化收藏，形成正虚邪羁的局面。因此，师之曰："顾润燥，纳化常。"

1982 年 11 月 25 日曾治一男性肝病患者，张某，某广播学院干部。于 1982 年 11 月中旬始感肝区压痛；查肝功，GPT300U/L，TTT＞6U，澳抗（－），经某院诊为"急性传染性甲型肝炎"。某医施以大剂苦寒之味，解毒利湿之品数剂，其症状有增无减，故来门诊延余治疗。症状如上所述，并见倦怠乏神，腹胀，溲黄，夜寐不安，烦躁易怒，望形体丰腴，面色黄晦无华，两目微黄染。舌质暗红，苔薄黄腻，脉濡。综合分析，不难看出，证属脾虚肝郁，湿热内蕴，肝阴受灼，魂伤意损，苦寒之剂克伐肝气，戕伤脾胃，湿热之邪难以清化，此乃"虚虚之弊也"。随其证而立法，利湿清热，疏肝运脾，以轻剂调治，拟藿朴夏苓汤化裁，方药：藿梗4g，茯苓15g，白蔻9g（后下），炒薏米15g，茵陈12g，车前草12g，橘叶15g，郁金9g，炒山栀6g，苍术9g，山药15g（包煎），3剂，每日1剂。3日后肝区痛骤然缓解，诸症见消。再拟养肝实脾，化湿和胃法。和解当先，健中为要，以助肝之生发疏泄之功，与脾的运化保持相对平衡，"以平为期"，拟逍遥散化裁。前后共21剂，化验肝功能正常，诸症霍然而愈。

按语：老师认为，患者因肝经湿热，先服大剂苦寒之品，有伤肝气，又逢脾虚湿蕴之体，医者忽视中央运化功能，另则使用健脾理气之味，其气香燥，劫夺肝阴，加之湿热蕴久伤阴。方中藿梗、苍术、茵陈、车前草外化内清，使湿热从皮毛及小便而解，唯有化湿清热之功，全无克伐肝气之弊；茯苓、炒薏米、白蔻、山药健脾化湿，且无劫夺肝阴之害，使湿邪无以停留之所；郁金、炒山栀、橘叶解郁疏肝，佐以清肝经余热。全方无过于苦寒之品。湿热得清，肝气疏达，中州健运，诸症顿减，后以养肝实脾，化湿和胃，轻剂调之，矫平肝之升发疏泄之性，又无求之太过之弊。此乃"持中央，运四旁，怡情志，调升降，顾润燥，纳化常"之灵妙之处。肝病安有不愈之理。

路师十八字诀，是临证的认识论和方法论，当审慎求之，乃医之道也。

第五节 萎缩性胃炎治法

慢性萎缩性胃炎也称萎缩性胃炎，是指胃黏膜表面反复受到损害后导致的黏膜固有腺体萎缩，甚至消失，黏膜肌层常见增厚的病理改变。由于腺体萎缩或消失，胃黏膜有不同程度的变薄，并常伴有肠上皮化生、炎症反应及不典型增生。由于胃黏膜腺体萎缩，胃酸及胃蛋白酶分泌减少，甚至完全没有游离酸所致的上消化道病证，中医属胃脘痛范畴。因有易"癌变"之说，多缠绵难治，且有易反复发作、渐进性发展的病机演变特点。该病是消化系统的常见病之一，是疑难病，四季皆有发生，以寒湿及湿热季节发病较多，门师在长期中医临床中积累了丰富的经验，使众多萎缩性胃炎患者恢复了消化的活力。

病案

患者陈某，女，35 岁，1981 年 4 月 9 日初诊。

病史：患慢性胃炎 16 年之久，经长期中西医反复治疗，时轻时重，时愈时发。1981 年 2 月 21 日某院胃镜诊为慢性萎缩性胃炎，镜检及活检均未发现溃疡及恶性病变。胃液分析，支持上述诊断。经某院西医给胎盘组织浆、甲氧氯普胺、酵母片、维生素 B_2、维生素 B_6、泼尼松（每次 5mg，每日 3 次，口服），常规用药 7 天为一个疗程，现已服完 2 个疗程，临床症状无明显改变。

现症见形体瘦弱，面色㿠白无华，胃脘部隐隐作痛，有灼热感，嘈杂胀满，纳少胃呆，若强食后则脘宇胀满更甚，尤以早晨 4~6 时诸症显著加重。无嗳气泛酸，无呕血便血史。神疲困倦，肢软乏力，大便溏软，黏腻不畅，每 3~5 日一行。舌红，苔黄腻，脉细数而濡。

辨证分析：阳明燥土，得阴始安。由于阴虚津少，胃络失于濡养，则脉络拘急，故胃脘隐隐作痛。胃病年久不愈，由胃及脾，阴损及阳，脾胃俱弱，纳化失常，故师曰：顾润燥，纳化常。胃阴虚和脾阳虚互为因果，故见纳少便溏。又缘中州运化无力，湿蕴化热，湿热中阻，胃失和降，症见脘胀，嘈杂灼热，传化无力。舌红苔黄，脉细濡数，是脾胃湿热和脾胃阴虚之征。

由于脾胃虚弱，精微来源不足，湿热困脾，肢体肌肉失其荣养，故见形体瘦弱，神疲倦怠，肢软无力之象。

证属脾胃虚弱，湿热蕴结，兼脾胃阴虚。

治宜化湿清热，益气养阴，即持中央，运四旁，调升降，顾润燥。

方药：藿荷梗各9g，杏仁9g，生薏仁12g，怀山药15g（包煎），佛手9g，谷麦芽各15g，绿萼梅10g，茯苓12g，预知子9g，生白芍12g，生甘草6g。

服上方药5剂，并嘱其忌食生冷油腻、煎炸炙煿及辛辣动火等刺激性食物，宜清淡松软面食；精神调养，尤忌过度思虑及忧郁。

4月15日再诊：药后胃脘灼热已减，仅有微热之意，精神较前振作。余症如故，舌尖红，苔厚腻微黄，脉细濡数。

症有好转趋势，说明药达病所，故湿热渐去，胃阴渐复，仍宗原法，上方去薏苡仁、佛手，加石斛15g，沙参15g。6剂。

4月23日三诊：药后胃部灼热已杳，脘胀嘈杂减轻，尚有隐痛，胃纳欠佳，时有眩晕，夜寐尚可，精神振作，舌红已去，转为暗滞，苔黄已去，转为薄白微腻，脉见濡缓。据上症可知，湿热化失，法宜益气养阴，健脾和胃，亦即顾润燥，调升降，纳化常。

方药：白人参4.5g（去芦），麦冬10g，玉竹9g，白扁豆12g，怀山药20g（包煎），生白芍12g，绿萼梅9g，香橼皮9g，乌梅9g，谷麦芽各20g，炙甘草6g。7剂。

4月30日四诊：药尽后胃脘疼痛消失，偶有食后脘胀，纳谷一般，嘈杂未作，大便仍不成形，但已每日一行，苔白腻，脉细弱。

方药：太子参 10g，麦冬 9g，白扁豆 12g，怀山药 20g（包煎），白芍 12g，炙甘草 6g，绿萼梅 9g，香橼皮 9g，乌梅 9g，白术 10g，藿梗 10g，谷麦芽各 20g。7 剂。

5 月 8 日五诊：食欲转佳，大便成形，每日一行，诸症消否，舌脉如常，形体渐丰，精神振作。为巩固疗效，上方再进 7 剂，每隔五日 1 剂。

6 月 16 日来诊，诸症消而未复，体重增加 2.5 千克，精力充沛。两年后随访，没再因此病就医。

按语： 唐容川说："胃燥不能食，食少不能化，如釜中无水，不能腐物也。" 本案脾气虚弱；胃阴不足；湿邪蕴结，遏阻中气，升降失和；湿蕴久而化热，湿热伤阴，使脾气及胃阴更虚。故不能纳食、化食、腐物。以上四个方面的问题，湿邪为标，是主要矛盾，故当先祛湿邪，使热自孤随之而解，兼益胃阴以增强胃之腐熟功能。祛湿邪则以渗利、宣化、疏理三法融为一体。渗湿选薏苡仁、茯苓平淡之味，不用车前、泽泻等通泄之品；宣化选用苦温宣发之味，本方用杏仁，其意颇深，伍藿荷梗，开发肺气，升发脾胃清阳，宣化湿邪更可濡润阳明燥土，尤忌辛温发散之品；疏理以佛手、预知子、绿萼梅，疏郁理气，以助脾祛湿，柔肝以防肝木乘土，慎用香燥走窜之品。三法相合，祛湿甚速。唯选药宜慎，谨防伤津耗液之虞。故进 7 剂后，湿邪显去，热邪随之渐消，辅以白芍、山药、甘草酸甘化阴，连进 14 剂，湿热得解，脾气得升，胃阴得益，中气升降和顺，使津液得以正常输布，湿邪无以停留，故肢体渐丰。老师说："湿邪困脾得解后，当立即偏重固本，阴阳互想，治宜益气生津法，益气还可助脾运化水湿，太阴湿土得阳始运，阳明燥土得阴始安。" 故以白人参、太子参、山药、白术、玉竹、麦冬等为主药，始终兼用白芍、乌梅、甘草酸甘化阴，谷麦芽助胃消食。本案终经月余治疗，大法未更，湿去津充，脾胃和顺，运化如常，善后中州，沉疴得平。

这是老师运用"十八字诀"辨证施治的典型案例，因此说，十八字诀是中医临床实践中的认识论和方法论。

第六节　妇人血证并风湿痹证治法

妇人血证主要是指崩漏、经行血量过多、产后失血、手术后失血或者素体精血不足等与发生风湿痹病有关的证候。妇人风湿痹病多在天癸不足、血虚血瘀的基础上，气随血失而感受外邪，或邪从内生阻闭经络气血而产生的一类疾病。这就是本节所讨论的主要内容。中医风湿病为严重影响妇人身心健康的多发病，甚至使人丧失劳动能力，以路志正老师的妇人湿病的学术思想为指导，深入探讨妇人血证与风湿痹病的关系，有着承前启后的深远的历史意义。

痹病是人体阴阳、气血、营卫失调，正气不足，而肌表、经络、经筋、百骸、脏腑遭受风寒湿热等邪气侵袭，经络气血为病邪阻闭所致的一类疾病，其特征为经脉、肌肤、关节、筋骨疼痛、重着，或关节肿大、僵直、畸形、屈伸不利，肌肉萎缩等。

妇人崩漏、生产失血过多等因素直接造成血虚，或气随血脱，引起营卫气血失调，导致肝肾或其他脏腑的亏损，而遭受外邪侵袭，出现身痛、腰痛、足跟痛及周身肌肉关节疼痛、麻木、重着等症状。这些临床上所见的风湿痹病均属全国痹病会议所研讨攻关的内容。

资料显示，妇人患风湿痹病明显多于男性，其男女比例为1∶3。20世纪80年代广安门医院谢海洲老师所观察的60例类风湿关节炎其男女比例为1∶6。可见女子风湿痹病的发病率高于男子两倍以上是共识无疑的。女子在生理上有月经、妊娠、产褥、哺乳等过程，在病理变化上就产生经、带、胎、产及其他特有的妇人杂病。风湿痹病（痹证）虽属于中医内科病证，但在妇人患病具有独特病因病机变化规律和特有的证候。

路志正老师早在 20 世纪 80 年代就提出了妇人的痹证与男人不同，并教导我们一定要深入研究和探讨妇人痹病与血证的关系。

1. 妇人脏腑经脉的生理特点

妇人以血为本。《素问·上古天真论》曰："女子……二七天癸至，任脉通，太冲脉盛，月事以时下。"《灵枢·五音五味》曰："妇人之生，有余于气，不足于血，以其数脱血也。"《万氏女科》亦有女子区别于男子的载录："有生之后，男则气血俱足，女则气有余，而血不足也。"盖血之生成，由饮食五味，水谷精气，通过经脉输注，上为乳汁，下为月水，这种特殊的生理功能，脏腑中以肝肾脾胃为主。肝肾是精血蛰藏之脏，肾主骨，生髓，通于脑；肝主筋，主疏泄条达；脾主肌肉四肢，与胃相表里，二者一阴一阳，升降转输，胃为水谷之海，脾胃是气血生成之源泉。"脾主中央，以灌四旁"，《内经》所言也。此三脏一腑的正常功能活动是女子产生月信的基本条件。经脉中则以冲、任、督、带为主。冲为血海，任主胞胎，血海充盛，胞络通畅，月事应时而下。督脉主一身之阳，任脉主一身之阴，二脉同出会阴，循环往复，调节阴阳气血的相对平衡。带脉环腰，从而维持女性的正常生理功能。

女子二七天癸至，月事应时而下，使可嗣育；七七天癸竭，出现绝经的不同生理过程直至绝经。而"血气下脱"则是有规律地贯穿于这些生理过程的始终，亦即是正常的月经周期及生产期。因此，女子天癸物质的盛衰是发生血证并发风湿痹病的重要前提因素。这也是不同于男子的生理之处。

2. 妇人血证并风湿痹病病因病机特点

妇人"血气下脱"或某种原因造成失血过多，气随血脱，内外空虚，卫外不固，最易感受外邪而发生风湿痹病。根据临证表现及易发生年龄可分为五个多发期：月经期、产褥期、青春期、生育期及更年期。前两期是正常的生理过程时期，后三期则是生理上不同的三个年龄阶段。

月经期和产褥期是贯穿青春期、生育期与更年期三个年龄阶段的两个不同的生理期。若调摄不当，皆可因虚邪贼风侵袭致痹。行经时气血下行，经络气血相对空虚，若逢行经过劳、冒雨涉水、受风着凉、贪凉饮冷、居处寒湿，可发生行经期风湿痹病。产褥期是自分娩后至恢复到孕前的生理健康状态的一个时间段，为6~8周，旧时指产后百天之内。这是产妇气血大伤后的修复时期，处于虚易受邪的状态，故有了产后风湿痹（产后痹）病的发生。新产期如因失血过多，气随血脱，使气血俱虚，机体处于既虚又瘀的状态，最易感受风寒湿热等邪，即使夏暑季节生产也可因中暑后引发产后风湿痹病，现代中医临证则以暑湿、风湿、风寒、湿寒、湿热病因证候为多见。产后痹痛除外邪乘虚侵袭外，还多与膏粱厚味的饮食结构不当有关，为了产后恢复，提高乳汁的质量，高脂肪的油腻食物摄入过多，湿饮痰浊不得运化，清不得升，浊不得降，阻塞经络气血而生痹痛。这说明产后风湿痹痛与气血大伤有关，也与脾虚湿盛、痰浊阻络相关。

上述月经期和产褥期是妇人并发风湿痹病异于男人的病因病机特点，在妇人的三个不同的年龄阶段也有着不同的病因病机特点。

青春期，一般是指12~17岁的年龄阶段。天癸方至，尚未成熟，故易虚易实，有时其月经忽多忽少。此期是向着生育期性成熟的过渡期，肾气尚不旺盛，血海尚不充盈，冲任经脉尚不牢固，天癸物质虽至而未盛，脏腑经脉尚不完实，尤其肝脾肾亏虚，胞脉娇嫩，因此月经尚不规则，血去忽多，受如持虚，易并发湿病。更有"早孕""早产""无痛人工流产"者，伤之甚笃，使脏腑亏损，气血更虚，外邪乘虚侵袭成痹，或使痹病羁缠难愈。

生育期则是性成熟、五脏完实、气血旺盛的年龄阶段。一般认为是 18~49 岁，又称之为性成熟期，而生育旺盛期则是 20~29 岁。然生育期妇人由于社会、工作活动多而丰富，繁忙而劳累，劳心而伤身。尤其是在经产期和计划生育中的"四术"（上环、取环、人流术和引产手术，有的是指男女结扎术）期，亦易受外邪侵袭而发生风湿痹病。由于风寒暑湿燥火等任何内外邪气侵袭日久不去，均可化热致虚致瘀，尤其是湿邪蕴久生浊化热，演变成湿热痹证候多见不鲜。此证是风湿痹病中较严重的证候阶段。处在生育期人由于经济条件较好，经产妇人或其他术后的妇人因养生不当，营养结构不合理，过食膏粱厚味，醪醴醇酒，使脾胃损伤，蕴湿化热成浊致痹亦多有之。如此，虚劳和损伤后的营养过剩又影响脾胃的升降转输功能，也影响肝肾的蛰藏精血功能，可发生血证或可并发风湿痹病。其脾虚湿盛是主要矛盾。这是易水学派的脾胃论和湿病论的重要理论内容，也是国医大师路志正老师的主要学术思想和临证经验，同仁和老师们也有过较多的深刻的论述。

更年期是妇人血证并发风湿痹病易发的第三个年龄阶段。一般是指 40~60 岁的年龄，而 45~55 岁则是更年中期，多数认为更年中期的 10 年是养生保健的重要 10 年，因为女性激素水平的下降，除去月经不规则外，还易发生退行性的中老年病，如风湿性关节炎和退行性骨关节炎病变。此阶段是进入老年前的过渡期，从临证看属于积劳成疾者多。

此期在生理上处于"天癸"将竭，肝肾亏虚，"癸水"渐少，机体阴阳失衡，或见虚实兼夹，寒热错杂，气血失调，并可牵及内外表里、脏腑经络、四肢百骸，诸症错综复杂，故西医称之为综合征。但从临证看，以阴虚内热，阴虚阳亢者多见，或脾虚湿盛，肢末肿胀，头、颈、项、腰、肢均可见酸楚、疼痛、麻木、冷凉等症。"阳加于阴"，烘热汗出；"阴虚阳搏"，可发生崩证及月经忽多忽少缠绵不已，断续不已。"天癸"渐微，肢末冷凉，背寒畏风，或乍寒乍热，痛苦难明。或见阴阳两虚，也有偏于阴虚者或偏于阳虚者。无论阴虚还是阳虚，均与"天癸"物质将竭有关，虽见内外合邪，但总以"天癸"渐衰，阴阳失衡，肝肾精血不足为主要病机演变。如误治失治，可使更年期之风湿痹病缠绵棘手。"天癸"已弱，脾土已虚，可见血失所统，经血下漏不已，血失日久，经脉失荣，亦最易受外邪侵袭，并发风湿病。虚邪贼风，湿寒浊瘀留着脏腑经络，变生多种疑难杂病。

以上三个年龄阶段，无不与"天癸"的盛衰、太冲脉盛衰，经络气血调畅相关。因此，妇人的风湿痹病多发与其特殊的生理和病理机制密切相连，与其相应的"血为本"和"血证"相连。在不同的生理期和年龄阶段有着不同的病理机制和不同的证候表现。

3. 妇人血证并发风湿痹病辨证论治

妇人血证并发风湿痹病的证候施治，必须把握"天癸"的盛衰，禀赋的强弱，气血的虚实，脏腑经络是否调畅，血证的轻重缓急来势及变化情况，把握内伤与外感邪气的轻重关系，辨清病之新久，了解以前的施治过程，从而得出证候演变过程的阶段属性。

妇人的月经期和产褥期并发风湿痹病各有不同的证候及发病特点。这两个生理期贯穿在青春期、生育期和更年期三个年龄阶段，唯生育期中 20～29 岁是生育的旺盛阶段。因此，三个不同的年龄阶段的风湿痹病也要根据生理变化的不同予以不同的施治方法。

清代唐容川云："失血家血脉既虚，往往感受外风，发为痹痛，或游走不定，或滞着一处，宜黄芪桂枝五物汤，重加当归、丹皮、红花。"此方实为血痹阴阳俱微，外症身体不仁而设，是血虚先补气、寒凝首温通的代表方药。本方出自张仲景的《金匮要略》，为治疗血痹病的著名方剂，方由黄芪、芍药、桂枝、生姜、大枣组成，功能益气温阳，通络除痹。用于治疗卫气营血不足，血不养筋的血痹证，主要表现为局部肌肉麻木疼痛，重者酸痛不忍。唐容川在重证中要加当归等活血化瘀药。本方较为适合产后痹和部分类风湿关节炎的女性患者的初期和恢复期。

月经期的风湿痹病，多因行经不畅或行经初期下血过多，复有外邪侵袭，经血骤闭，出现肌肉、关节、腰腹痛楚难忍，伴见寒热表证者，一般采用养血调经，散寒通络，以祛邪外出的方法。这样一补（正气）、一开（肌表）、一温（经络）、一通（血脉）、一和（营血）、一祛（外邪），达到卫气营血和调，寒邪闭阻得以温通，血痹得除。若"天癸"虽至但不完实，脏腑娇嫩，使月经不调，经量过多，首先补中益气，调经固血，用补中益气汤加蒲黄炭、艾炭。身痛甚者加荆芥炭、炮姜炭。若血虚血瘀，周身肌肉、关节痛甚者，选四物汤合小续命汤化裁，投四物重剂与小续命汤轻剂，参合调理。若有寒热往来者，选四物汤合小柴胡汤化裁。行经之际，因血证或先由外邪侵袭而致血证者，都应辨证论治。但调治血证是首要的，血和痹除。

新产妇风湿痹病者，多因失血过多，气随血脱，造成气血俱虚。也有努力生产，劳伤气血者。胞宫瘀血，复感风寒湿邪，而体痛、腰痛、骨节痛楚，选生化汤合趁痛散化裁。趁痛散出自《产育保庆集》，主治产后气血虚弱，瘀血阻滞，筋脉失养，腰背拘急，头身疼痛，脉虚弦而涩者，方药为牛膝、当归、桂枝、白术、黄芪、独活、生姜、薤白、炙甘草。生化汤是清代傅青主治疗产后血虚血瘀的常用理血方，也是常用方。本方是产后理血方，其与祛湿散风祛寒的治疗风湿痹病方药结合施用，其效显著。

若产后有风湿热痹的发生，应审慎求之，此应宗前人之嘱，慎用苦寒之剂，多以功专力宏的大补元气药为主施治。

在青春期、生育期、更年期三个年龄阶段中，无论是月经期血证还是产褥期血证并发风湿痹病者，均宜先调理血证，法以补肝肾，益精血，强天癸。在产褥期宜施以化瘀生新和大补元气，要功专力宏，而后达邪，再视血证与风湿痹病的轻重而兼顾治之。

青春期的血证并发风湿痹病的辨证施治特点：在生理上虽然"天癸"已至，但不完实，脏腑胞宫娇嫩而欠调畅，故在病理机制上易虚易实、易崩易漏，致正虚邪侵。在治疗上，有血证和风湿痹病同时存在时当以治血证为先为主，师云：治痹益精血，正盛痹易却；妇人血气旺，外邪不来伤。《内经》云："病重者专治之，病轻者兼治之。"血证已愈，风湿痹病缠绵未去，治当复正达邪，通络除痹。在青春期所发生的风湿痹病，西医病名有"类风湿关节炎"和"风湿性关节炎"，多以"湿热证"为主，临证均较易治愈。师云：少妇治痹经血足，肾旺血和痹自除。禀赋怯弱，气血亏虚，正气不足，而风寒湿错杂成痹，亦多有发生。同样的痹病证候较生育期和更年期易愈，乃因青春期生机旺盛也。总之，青春期的血证并发风湿痹病的治疗方法，当根据辨证分析结果，首先视其血证与风湿痹病的轻重缓急，随证变通，灵活施治。青春期：天癸至而不实"，"肝肾精血充而不盛"，根据风湿痹病的证候属性，辨治青春期血证并发风湿痹病。所谓痹易愈，是因青春期生机旺盛且娇嫩，施治时慎不可戮伤，留得生机，方使痹除。

生育期的血证并发风湿痹病的辨证施治特点：生育期的诸多血证和风湿痹病的证候演变过程复杂多变，其病因亦多。生育期的生理特点是性成熟而旺盛，心身付出多，劳务繁重，社会和自然活动多，肩负的责任重。这些决定了此年龄阶段证候的复杂性和变化的迅速性，多见正盛邪实证。师云：正盛邪实多湿热，湿祛热清四妙合，必加人参强天癸，调理血证除痹魔。生育期的湿热痹较多，有行经湿热痹、产后湿热痹、烦劳湿热痹、外伤湿热痹等。20～29岁为高生育期，也是湿热痹的高发期，并对骨损害迅速，容易致残。常发生血痹风痨、尪痹、历节风、五脏痹、五体痹等，甚至可以致死。常见的病证有新产后并痹病、烦劳后并痹病、崩漏并痹病、浊毒并痹病、外伤后骤发痹病。妇人在自然的外伤和计划生育的"四术"后也多并发痹病。上述痹病并见湿饮痰浊瘀闭阻经络气血亦常见，四季皆有，北方也多有。全国各家多有研究论述，广安门医院风湿病团队走在了临证与实验的研究前沿，弘扬了路志正老师的学术思想和经验，在对本病的调摄养生方面也颇有建树。

生育年龄必有月经期和生产期（特殊体质除外，如暗经和其他生理异常等）。在这两个生理期最易感受湿、寒、风等外邪，发生痹病，均是因虚因瘀而发，其他血证也容易遭受邪侵。因此，妇人血证发病率高，受外邪侵袭而发痹病也较为常见和复杂，病情严重且缠绵难愈。今人过度治疗和过度调养及错误的养生保健，屡次"无痛人流"及其他有关妇科人为的和非人为的伤害，皆可造成血虚经闭、血瘀经闭和肥妇不孕及崩漏等血证。在诸多血证同时，多有痹病发生。现代较为多发的结缔组织病和自身免疫性疾病，如类风湿性关节炎、系统性红斑狼疮、干燥综合征、银屑病等，除与先天禀赋有关，也与妇人血证密切相关，血证和风湿痹病还可以相互影响，互为因果。

妇人血证并发风湿痹病是个大题目，中西医都有众多的论述，病名之间中西医也都有相互借鉴和借用。在中医临证治疗上均需根据临证表现进行归纳，综合分析，做出中医的疾病诊断和证候诊断，辨病与辨证相结合，参考西医的辅助检查。如中医的"狐惑病"与西医的"白塞病"，各自都有诊断标准，按照不能牵强附会；再如中医的"尪痹""历节风""鹤膝风"等诸多病名，均需与西医的类风湿关节炎、氟骨病、膝关节结核、银屑病、红斑狼疮等相联系，做出中西医的明确诊断。在这个前提下，辨中医血证与中医风湿痹病的证候。万变不离其宗，可以明确西医诊断，辨清中医证候，辨清风湿痹病与妇人血证的关系，然后可精准施治，筛选方药。

《内经》云："谨守病机，各司其属，有者求之，无者求之，盛者求之，虚者求之。"审证求因，据证论治。

妇人血证并发风湿痹病，在三个年龄阶段中，首先看天癸的盛衰，再看肝肾（太冲脉）经血的盈亏，最后辨清风湿痹病与血证的关系。分析出这三个方面，即天癸、经血、风湿痹病在不同年龄中与月经期和新产期的不同关系。然后决定治法原则，如崩漏骤虚者专治之，邪盛痹重者专治之，正虚邪弱者兼治之，血虚浊瘀者兼治之，或缓以图功。对气虚血弱，表闭营郁，寒湿袭表者，宜补宜和宜开宜散宜温，均宜兼治缓治。

生育期尤以"行经痹""产后痹""无痛人流痹病"为多发。"自然流产"和"大月份引产"亦易发生风湿痹病，当各司其属，审证求因，辨病与辨证相结合。现代"无痛人流"后引发的卵巢功能减退，早已被妇科专家们重视，认为"无痛人流"的损伤抑制了卵巢功能,在临证时常见因经少、闭经、不孕等来就诊,同时也应关注因反复频繁的"无痛人流"后并发的风湿痹病,当及时予以相应针对性治疗。

更年期血证并发风湿痹病的辨证施治特点:《内经》云:"女子……七七任脉虚,太冲脉衰少,天癸竭,地道不通,故形坏而无子也。"从40岁到60岁,有一个年龄渐增而机体渐衰退的变化,这个生理上的任虚、冲少、天癸竭的老化过程,也是病机上的演变特点,多发正虚邪侵的风湿痹病。师云:"妇人七七天癸竭,冲脉衰少亏精血;脏损血瘀任脉虚,五体退变生痹邪。"临证表现主要是肝肾亏虚,筋骨软弱不耐劳,劳则腰肢疼痛,静则麻木,动则痛楚,或酸楚如泥,血脉不通的诸多症状。X光片和CT片示骨质疏松、骨关节增生;彩超示动、静脉血管狭窄或闭塞。因天癸的不足,各种营养物质的代谢或盛或衰,微量元素或其他营养利用不足等,使全身机体各部组织器官失调,功能衰退,直接造成经络气血因虚因瘀致痹的病证。因更年期月经先期、后期、先后不定期、月经量过多或崩漏、闭经等不规则行经现象,使机体失血及气随血脱,经络失养,筋骨失荣,故多见腰膝痛、身痛、周身肢体关节酸麻胀痛楚等痹病表现。法应调平阴阳,固冲培本,调理气血,强天癸,补肝肾。根据血证的不同症状表现,综合痹病的症状,进行分析,如有崩漏者,首选二仙汤(上海曙光医院方)、固冲汤(张锡纯方)、四物地黄汤及健步壮骨丸(原健步虎潜丸)等方药化裁运用。运用以上几个方药化裁施治,在补肝肾养血的基础上,加重养精血、强筋骨、舒筋活络、除痹止痛的药物。对虚重痹轻者,选以上方药加减化裁为宜。若痹重虚轻者,则以独活寄生汤(《备急千金方》)为主化裁施治,或大秦艽汤(《素问病机气宜保命集》),或蠲痹汤(《医学心悟》《魏氏家藏方》)。前人传承下来的血证方药及治疗风湿痹病方药众多，还需辨证论治。

程氏蠲痹汤：秦艽、羌活、独活、乳香、木香、肉桂、川芎、当归、桑枝、海风藤、甘草。

魏氏蠲痹汤：当归、羌活、甘草、白术、白芍、制附子（先煎）、黄芪、防风、姜黄、炒薏仁、干姜。

以上两种蠲痹汤方药均应根据临证表现加减化裁施用，方得良效。

4. 常见妇人血证并发风湿痹病证治案例

妇人血证并发风湿痹病证候繁杂多见。在月经期、产后期及三个年龄阶段中以湿热痹、风寒湿痹、虚实兼夹痹的证候最为多发常见，治疗均较缠绵棘手，实是中医临证的疑难病、顽固证。诸多痹病在不同的生理期，因证候不同，其施治方法也不尽相同。

对月经期痹病、产后痹病及三个不同年龄阶段的湿热痹、风寒湿等多种痹证均以临证为依据，分别录述整理如下，以抛砖引玉，加以印证。

（1）月经期并发风湿痹病湿热证：妇人行经为正常的生理现象，今人大多称之为生理期，故认为行经期保健养生无关紧要。由于社会经济的变革因素，有人过度养生造成危害，也有人对月经期需要的养生内容不重视，风雨寒热，起居饮食等全然不顾。有的是因为生活、工作繁忙紧张，有的则是不懂中医的养生保健知识，在行经期没能做到养生保健，并发痹病，甚则贻害终身。然行经之际，气血下行，机体处于暂时的虚弱状态，因此要保持心情舒畅，慎起居，避风寒湿邪，节饮食，更需远房帷，分房静养。

下一案例是因月经期感受寒湿并发湿热痹证，也是处于生育期的年龄阶段血证并发风湿痹病较重者。

案例1

何某，女，35岁，廊坊市某乡村家庭主妇，2006年3月初诊。

主要病史：患者于经行刚刚欲净还没净时洗澡，洗澡后夜宿着凉。连续劳动负重 3 天后，骤发高热，周身起红色丘疹，无痛痒，自行消退后留有片状红疹。因高热不退，体温在 40℃ 左右，畏寒、寒战，肌肉、关节酸痛，咳嗽，吐少量黄痰，村医按感冒治疗无效，遂到廊坊市某三甲医院诊治。入院时体温稍有消退，在 37.4 ~ 38.6℃ 之间，住院期间经用抗生素等西药治疗，抗菌消炎，按肺部感染及皮肤过敏等病治疗无效。症见稽留热，体温在 39℃ 以上，持续数日不退，寒战，游走性关节肿痛。多次化检血：白细胞 15.0×10^9/L，血沉 70mm/h，抗链 "O" 阳性，类风湿因子呈阴性。除外伤寒、副伤寒、大叶性肺炎、HIV 阴性。骨髓涂片示：类白血病反应。因不除外败血症，改泰能抗感染，治疗 4 天无效，后改换多种抗生素均无效，遂请北京某三甲医院专家会诊，诊为急性类白血病，嘱其转北京协和医院救治，因家中经济条件不好，村民们资助的两万元已花得所剩无几，不够交住院费，故出院寻求中医诊治。从发病在村里治疗到住某院治疗无效后出院诊治，前后迁延近 3 个月的时间。症见周身肌肉、关节肿痛，呈游走性，体温晨起正常或低热，到下午 3 时后体温升高，可高达 39℃ 以上，乏力乏神。上呼吸道及肺的各项检查均未见异常，没有呼吸道及消化道病状。出院诊断：发热原因待查，败血症？风湿免疫病？肿瘤？类白血病？

综合分析：患者叙述病发过程非常清楚，即是在月经期尚未结束时因洗浴受凉，加之劳累过度而骤发本病，经多方治疗，现唯见往来寒热，周身游走性关节肿痛，发病 3 个月以来未见晨僵及关节僵直强硬等症状，汗出明显，头痛头晕，口苦胸闷，咳少量痰，大便稍干，寐差，纳谷不馨，不欲饮水，平素形腴，病后体重减轻，舌红苔黄厚腻，脉弦数大。中医诊断：血证并发风湿痹病，证属风湿热痹。患者是在血虚血瘀的月经期洗浴受凉，虽非疾风暴雨，但亦是因风寒湿邪乘虚乘瘀袭入，使营卫失和，寒湿未得及时发散，入里化热阻滞肝胆胃之气机，郁而羁热生痰，使肝胆热结，胃失和降，痰湿热邪蕴结弥漫三焦，阻塞气血，而在血虚血瘀的条件下并发湿热痹诸症。治必祛湿清热，清肝利胆和胃，涤痰浊而清三焦邪热，扶正通络除痹。选俞根初蒿芩清胆汤加味施治。

方药：青蒿60g，柴胡30g，黄芩10g，陈皮10g，清半夏10g，竹茹10g，茯苓30g，碧玉散6g（冲服），连翘30g，红参10g（先煎），川芎6g，当归10g。

3剂，每日1剂，分3次服，每饭后半小时服，每次200mL。连服3天，忌生冷、油腻、腥辣、气恼。

二诊：病去大半，周身游走性肿痛顿减，头痛、头晕、口苦、胸闷等症状基本消失。下午体温37.6℃左右。上方药切病机，顺佳，去连翘、碧玉散，加青黛（冲服）6g，3剂。

三诊：周身疼痛再减，痰消，体温最高37.5℃，口咽微干苦，仍感周身轻微痛楚，乏力乏神，月经不规则。上诊3剂药后痹证尚有缠留，正气得复不强，肝胆湿热仍羁而未净，阻闭经络气血，方用柴胡四物汤化裁。

方药：柴胡30g，黄芩10g，红参10g（先煎），清半夏10g，川芎6g，当归10g，赤芍15g，地骨皮15g。

5剂，每日1剂，分3次服，每饭后半小时服，每次200mL。忌生冷、油腻，避风寒湿。

方义：用小柴胡汤和解少阳，重用柴胡则以清少阳邪热为主，黄芩清里热，用红参补元气达邪，合四物汤和血通痹，去生地黄加地骨皮以除骨蒸劳热，扶正达邪。

四诊：诸症基本消失，因经济条件较差，易方为大补元煎轻剂。

方药：红参 6g（先煎），山萸肉 6g，杜仲 10g，枸杞 6g，当归 6g，益母草 15g，炙甘草 6g，煅牡蛎 15g（先煎）。

连服 7 剂告愈。因是本村本家族侄媳妇，询访至今康健劳动，也未发现其他任何病证。

（2）产后血证并发风湿痹病：产后血证并发风湿痹病是妇人生育期多发病证。20 世纪 70 年代前医疗条件较差，妇人谈及此病证极其恐惧，怕留有终身痹病不得解除。现代产妇调养修复条件优越，发病率下降，但较妇人常见病，其发病率仍高。本病不是指类风湿关节炎，也不同于平时因正气不足，感受风寒湿等邪杂合成痹的风湿病，主要是指因产后血虚血瘀，感受外邪而发的产后痹病。本病是笔者在 1985 年 5 月全国痹证研讨会上发表的论文中提出并论述的，病案是 1976 年唐山大地震后的典型案例。

案例 2

马某，女，29 岁，廊坊市某乡村农民，于 1976 年 10 月 25 日初诊。

主病史：产妇于 1976 年 8 月初，生产一男婴，恰逢 1976 年 7 月 28 日唐山大地震后，所有病房、门诊都搬到院中"防震棚"。住院 3 天后中暑，当时体温 39.5℃，经吹电风扇、冷敷及酒精擦浴，体温降至 37.5～38.5℃ 之间，不再高热，同时还见有头痛，多汗，周身肌肉肢节疼痛，咽干微痛，小腹痛，小便欠畅，纳少，便干，住院治疗 15 天后，诸症基本缓解，唯低热未彻底消退，体温仍在 37.5～38.0℃ 之间波动，周身肌肉关节疼痛虽有减轻，但仍时轻时重，影响睡眠及正常生活，痛以肩背肘膝为主，病情从此不再减轻，经用解热镇痛药不效，遂出院延余往诊。患者痛苦面容，颜面汗出，微恶风寒，新产妇居处仍是防震棚，空气潮湿污浊，不流通。询问病史如上所述，纳饮尚可，便稍干，尿少微黄，肌肉关节痛甚时影响睡眠，痛处无明显水肿，双手关节酸胀痛，情绪欠佳。舌淡红，苔薄黄，脉细弱。

中医诊断：产后痹病。

辨证：产后血虚血瘀并风寒湿热杂合侵袭成痹。

治法：和解少阳，调和营卫，化瘀生新，化湿散寒，温经通络，疏风除痹。

方药：小柴胡汤、生化汤合趁痛散化裁。

柴胡15g，黄芩10g，清半夏10g，红参10g（先煎），当归15g，桃仁10g（打），怀牛膝15g，桂枝10g，苍术10g，黄芪30g，羌活12g，独活12g，薤白15g，炙甘草6g，鲜姜3片，大枣6个（去核）。

3剂，每日1剂，分3次服，每饭后半小时服，每次200mL。连服3天，忌生冷、油腻、腥辣、气恼。

二诊：3剂后热退，周身痛顿减，大部分肢节肌肉痛缓解，唯肩、肘、膝痛稍显，汗出。本方用于血虚血瘀，气随血脱，寒湿乘虚袭入，邪入少阳，营卫失和，经络气血痹阻，故见遍身疼痛不止，恰逢中暑物理降温，风寒热湿杂合为痹，方中以当归、桃仁为主药，合黄芪养血和营生新，苍术、桂枝祛湿散寒，羌活、独活相佐，怀牛膝强筋骨，薤白温经通阳，活血透寒邪，姜、枣和中养血散寒，为使。诸药相和，切中病机。因诸症顿减，效不更方，前方加煅牡蛎（先煎）15g，7剂。

三诊：身痛基本缓解，汗止热退，纳可，便畅，正复邪退，痹病见除，用趁痛散去白术、羌活、独活、怀牛膝，加通草6g，青皮10g，丝瓜络15g，在补气血的基础上通络下乳。6剂后愈。随访连生三子未发痹病。

本案是产后较轻痹病，是"病轻者兼治之"之例。

（3）月经期并发风寒湿痹病：月经周期如常，经血或多或少，色暗有血块，每于行经前 5～7 天开始周身困乏，肌肉关节疼痛酸楚，经至缓解或消失。此类月经期痹痛，在青春期、生育期及更年期三个年龄阶段中均有发生，大多与行经着凉，寒湿阻痹有关，或劳作后汗出感受风寒湿邪，阻滞经络气血，使行经不畅，故到月经期痹痛发生或加重。下例是行经期血瘀并发风湿痹案。

案例 3

刘某，女，35 岁，廊坊市某乡村农民。1995 年 2 月 16 日初诊。

主要病史：患者每于经行前 3～5 天出现周身肌肉痛，关节痛楚，腰痛，乏力，乏神，面色少华，甚则酸懒如泥，经至后稍有缓解，但少气无力加重，甚则卧床不起，晨起肢末关节酸痛，按之痛笃，尤以上肢肩肘及手指关节酸胀痛为甚，手胀，握拳痛甚，下午双下肢沉重痛楚明显。行经 4 天，经量一般，色暗，小腹疼胀可以忍受，不用服止痛药。经净后诸症缓解或逐渐消失。每经行前 3～5 天始见上述症状，周而复始，已 2 年余，经久治不愈。纳谷一般，饮水较少，大便稍干，尿如常，偶有不适。月经周期如常，带下色黄。

中医诊断：月经不调；痛经；风湿痹病；黄带病。

辨证：脾虚湿困，血瘀湿痹，胞宫湿热。

治法：在月经不调与带下病同时存在时，先治带下后调经；在血证与痹病同时存在时，先治血证或血证与痹病同时兼治；在正气不足有外邪侵袭时，宜先复正后达邪，调内祛邪，或按"病轻者兼治之"的治则施治。

本案具备四病四证，则宜先清胞宫湿热以除黄带，后再化瘀通络以祛湿除痹，最后扶正达邪以善其后，使月经顺畅如常。

方药：易黄汤化裁。

山药 30g，芡实 30g，黄柏 10g，车前子 15g（包煎），白果 10g，炒薏米 15g，川牛膝 15g，苍术 6g。

7 剂，每日 1 剂，分 3 次饭后半小时服，每次 200mL。

二诊：黄带消失，腰痛基本消失。于 1995 年 3 月 21 日行经，月经后延 3 天，黄带服 3 天药后即除，诸症随之轻减。于 3 月 25 日月经已净，经量经色如常。方用人参归脾汤化裁 15 剂，风湿诸症减轻，力增。经前 10 天左右再调方为身痛逐瘀汤化裁。

秦艽 10g，川芎 6g，桃仁 6g，红花 6g，炙甘草 6g，羌活 6g，降香 6g，辽细辛 4g，地龙 6g，香附 6g，川牛膝 10g，鲜姜 3 片，大枣 3 枚（去核）。

7 剂，每日 1 剂，分 3 次食远服。

四诊：上方连服 7 天后，周身肌肉关节及肢末手足指趾关节疼痛酸楚胀甚基本消失，于 1995 年 4 月 24 日行经，因工作繁忙，断断续续服药。

本案经、带、痹合病，皆由脾虚湿困，湿蕴久化热，血虚血瘀合证，致月经不调，其风湿痹病及胞宫蕴湿化热成黄带，因湿携风夹热阻络，与月经不调痛经因虚因瘀而成杂症顽疾。

（4）青春期类风湿关节炎湿热证：现代由于社会经济水平提高，不当养生现象屡见不鲜，受保健品因素的影响，少女们有性早熟的不良现象。这里不否认遗传因素的性早熟。在临证中可见到 10 岁少女行经者。如行经后开始发生风湿痹病者，均属青春期的血证并发风湿痹病。

下例即是青春期行经后并发急性类风湿关节炎案例。

案例 4

赵某，女，12 岁，河北廊坊市某乡小学学生，初诊时间：2003 年 9 月 10 日。

主要病史：2003 年 8 月 6 日突然高热，体温 39℃以上，周身关节肿痛，双侧下颌关节红肿热痛，张口咀嚼困难，步履艰难，走路蹒跚，活动受限。发病第二天到某县级医院就诊，经综合诊查，诊断为"急性类风湿关节炎"，住院治疗月余，周身关节肿痛未见好转，所用药物均属解热消炎镇痛药，家属拒绝用肾上腺皮质激素药，体温一直在 38~39.5℃ 之间，汗出时体温暂时稍退，而后复见高热，拘于病情未见明显好转，遂出院来廊坊广阳区人民医院中医门诊延余诊治。通过病史及各项检验指标综合分析，诊断为"幼年型类风湿关节炎"。

本病属于中医风湿痹病范畴，多发生在学龄儿童，女多于男。初诊时症见：高热，大汗出，周身关节肿痛，尤以双肘双膝肿痛更笃，扪之灼手，张口、抬肩、举臂、行走困难，月经量多，带经 8 天，现月经已净 2 天，轻度贫血，纳饮均少。舌红质暗，苔黄厚腻，脉虚大滑数。

病情分析：少女天癸虽至而不完实，虽已行经，但月经尚不规则，忽多忽少，"任脉虚，冲脉不足"，血虚血瘀气虚，易感寒湿而成痹。邪正交争，传入阳明，郁而高热，出现大热及痹病重证。治以清热除痹，消肿止痛，强天癸，补元气。

方药：白虎汤加参加术汤化裁。

生石膏 60g（先煎），知母 30g，粳米 15g，红参 10g（先煎），苍术 15g，女贞子 20g，旱莲草 20g。

3 剂，每日 1 剂，分 4 次早中晚饭后及临睡服，每次服 150mL。

方义：以清热为主，重用生石膏、知母；辅以红参、苍术补元气祛湿邪；参、术合女贞子、旱莲草以补肝肾，强筋骨，壮腰膝，充实任脉，补天癸精血。

本案正盛邪实，以祛邪为主，辅以扶正。

二诊：3 剂药后，诸症顿减，体温在最后一天达 37.6℃，汗出见少，周身关节疼痛见轻，尤以肘膝关节肿痛消减较速。

药切病机，症退药减，前方生石膏用30g，知母用15g，6剂。

三诊：6剂药尽，周身关节肿痛再见减轻，已不再呻吟，可以忍受，双肘膝关节肿痛基本消失，局部灼热几无。效不更方，扶正达邪，清热通痹。前方去生石膏，加忍冬藤30g，以清热通络止痛，加煅牡蛎15g（先煎）平肝敛汗复正。7剂，每日1剂，每日服3次，每次150mL，每饭后半小时服。

四诊：7剂药后，诸症基本消失，唯见汗出少气，微畏风寒，乏力，面色㿠白，舌红苔薄黄，脉细弱。

治法：补气养血复正。

方药：桂枝芍药知母汤（《金匮要略》）加味。

桂枝8g，炒白芍6g，苍术6g，防风6g，黄芪15g，当归6g，煅牡蛎15g（先煎），连翘10g，生甘草6g。7剂。

五诊：上药7剂服尽后，身体继续恢复，前方加知母6g，再进7剂善后。迄今十余年未再复发本病。

（5）生育期产后并发类风湿关节炎湿热痹：生育期年龄阶段是妇人风湿痹病的高发阶段。因为从青春期至更年期都有生育的可能，也都有月经期的生理期，唯20～29岁是生育的旺盛期。青春期和更年期是天癸不足而月经不规则期，生育者也鲜有之。生育期年龄于产后发生痹病，多与劳作劳倦后外邪乘虚侵袭有关。

案例5

李某，女，28岁，廊坊市某乡村农民，1970年8月15日初诊。

主要病史：患者身体平素较为健康，没有慢性消耗性病及传染病病史，且经济条件较差，产后数日即下地劳动，做家务，又逢天气闷热，吹过堂风着凉。骤然高热，周身关节疼痛，关节局部红肿，活动受限，行走困难，当时医疗条件也差，只在村里做一般支持治疗，高热7天后经用抗生素及解热消炎药，体温忽高忽低。因关节痛甚，不能睡眠，无奈到廊坊地区医院就诊，化检：血沉148mm/h，抗链"O"阳性，类风湿因子凝集试验阳性，其他有关检查均符合类风湿关节炎诊断。因经济条件不好，未能住院治疗，回村就治，按急性类风湿关节炎处理，乡医给予激素泼尼松服用，病情逐渐较前稳定，但体温仍在38℃左右，低热不解。周身肢体关节仍红肿热痛，局部灼手，畏风寒，不能下床活动，大小便时活动困难，疼痛难忍，呻吟号叫。因家庭经济困难，无财力到上级医院求诊，故邀余往诊服中药一试。见症如上所述，颜面潮红，触之关节局部灼手，尺肤湿润有汗，身汗如洗，双膝关节肿大如头，左轻右重，活动受阻，痛苦面容，仰卧床上不动，口渴引饮，纳食尚佳，便调。舌质暗红，苔黄腻，脉弦滑数大。体温37.6℃。

分析：缘二胎产后养生不当，风寒湿热合邪乘虚侵入产妇机体，因体虚加之少量哺乳怕药物对孩子有不好的影响，故没能及时用药祛除外邪，后自然停乳，迁延月余骤然高热，见周身关节红肿热痛等症，使病情加重。乡医先按上呼吸道感染给予抗菌消炎，解热发汗等西药治疗，并且投以激素药后使病情稍有缓解，但寒湿化热，湿热弥漫全身筋骨关节，营卫失和，羁留不去，阻滞经络气血而成湿热痹重证。治宜清热除湿，搜风别寒，调和营卫，温经通络以除痹。

方药：桂枝芍药知母汤合白虎汤化裁。

桂枝10g，黑附子6g（先煎），炒白芍15g，干姜6g，麻黄10g，苍术15g，生甘草10g，生石膏30g（先煎），知母15g，地龙10g，红参10g，煅牡蛎30g（先煎）。

此方生石膏30g清气分邪热，无伤阳气闭邪之虞；加煅牡蛎30g平肝敛汗，病笃痛甚者使人肝郁，使人抑郁躁急阳亢，加之疼痛不已，此时用煅牡蛎以平肝止汗缓解疼痛，加红参补元复正，有达邪之功无敛邪之弊。该方从临证实际看：寒热药合用，补元祛邪药合用，相得益彰，并行不悖，起到了功专力宏，各个击破的作用。

二诊：周身肌肉关节疼轻，热退汗止，诸症均减，前方即效，药中病机。效不易法，效不更方，迭进3剂。

三诊：诸症再减或有消失，唯见面色㿠白，微汗，微恶风寒，乏力乏神，投黄芪桂枝五物汤加味：

黄芪30g，桂枝15g，炒白芍15g，干姜10g，大枣6枚，煅牡蛎30g（先煎），当归10g，川芎6g，桃仁6g，鸡血藤15g，红参6g（先煎），炙甘草6g，7剂。

四诊：诸症几无，再以上方善后，补气养血化瘀通络，强元气，嘱其调情志，慎起居，远房纬，避风寒湿热，勿过劳，饮食宜清淡，复合营养成分。上方化裁善后月余，未见病情反复，后以水丸巩固以防痹病复发。

（6）绝经期血证并风湿痹病：在中国近代中医临床丛书中，一般分为两个期的综合征：一是更年期综合征；二是绝经期前后诸证，均在40~60岁的年龄段，其中还有中西医结合的两个概念即是更年中期45~55岁；和51岁绝经前后综合征。

绝经期诸证主要分为3个症状群，即烘热症、抑郁症、水肿症。人们忽视了在更年期的血证并风湿痹病。这是一个更多见更难治的症状群，也就是绝经期诸证的第四个症状群，也称痹痛征。缘"任脉虚，太冲脉衰少，天癸竭，地道不通，故形坏而无子"，这形坏就包括了许多的痹病表现。经络因虚不通，而见阴阳失衡，气血失调，虚实兼夹，寒热错杂。诸证尤以肝肾亏虚，经络失养，筋骨失荣，血脉闭塞的血证并发风湿痹病的病机变化为其证候特点，属于常见证候、多发病证，鲜有论及或未被深入研讨。笔者在中医临证中总结初探，以抛砖引玉。

绝经期血证并发风湿痹病大多是因人到中年以后，天癸欲竭，积劳成疾，使精血不足，血脉微少，血脉闭塞，骨质疏松，筋脉脆弱，而致不能耐久行走和站立，或痹病难忍，膝足冷凉麻木等症。治宜平衡阴阳，调理气血，补肝肾，强精血，或滋阴清热，或温经散寒，或祛湿散寒，化浊涤痰，通络除痹等。

案例6

张某，女，46岁，廊坊市某机关干部，1996年8月8日初诊。

主要病史：阵发性腰肢冷凉2年，尤以双下肢足膝冷凉疼麻为甚，甚时如寒气钻骨，左重右轻，曾用中药泡足数月，服金匮肾气汤及壮腰健肾丸3个月余，加之调经药、解热止痛药、钙剂及"氨糖"等药，均无济于事。月经见少3年，有时数月不行经，阴道干涩，烦躁易怒，情感抑郁，寐差，甚或心悸，悲观，恐惧，忧虑，怀疑病不得治而终。纳饮时好时差，便调。舌红苔薄黄，少津，脉弦细。

辨证分析：患者年将七七，任脉虚，太冲脉衰少，天癸欲竭，故见阴阳失衡，虚多实少，寒重热轻，兼夹错杂证。经络气血不通不荣，寒湿内生，血证并发风湿痹病。

中医诊断：绝经期血证并发风湿痹病。

辨证：天癸不足，精血亏虚，寒湿内生，元阳不足，经络失濡失煦。

方药：二仙汤化裁。

仙茅6g，淫羊藿10g，当归10g，怀牛膝30g，巴戟天6g，女贞子10g，旱莲草10g，辽细辛3g，川芎6g，煅牡蛎30g（先煎）。7剂。

每日1剂，每日服3次，每次200mL，食远服，连服7

天。忌生冷、气恼，宜清淡饮食，避风寒湿。

二诊：药尽 7 剂后，诸症减轻，双下肢冷凉顿失大半，药中病机。前方加炒酸枣仁 15g，7 剂。

三诊：双下肢冷凉基本消失，双侧膝、足麻痛消失，唯寐差，烦躁易怒，悲观等情绪症状欠稳，拟交通心肾、养血调经、煦经濡络、安神为法，择天王补心汤化裁善后。连服 20 剂，经血按期而至，经色量较前好转。最后以二仙汤原方加补肝肾、强天癸、养血调经药，连续服 3 个月调治。

第七节 二仙汤的应用

二仙汤出自梁颂名的《中医方剂临床手册》，是由已故名医张伯讷教授于 20 世纪 50 年代创制的。《妇产科学》《中医方剂手册》《古今名方》等书中亦收录。本方乃是针对肝肾阴虚、冲任不调所致的更年期高血压病而设，是临床常用有效的方剂之一。其组成：仙茅 9g，淫羊藿 9g，巴戟天 9g，当归 9g，黄柏 6g，知母 6g。方中仙茅、淫羊藿、巴戟天温肾阳，补肾精；黄柏、知母泻肾火，滋肾阴；当归温润养血，调理冲任。全方配伍特点是壮阳药与滋阴泻火药同用，以适应阴阳俱虚于下，而又有虚火上炎的复杂证候。由于方用仙茅、淫羊藿二药为主，故名"二仙汤"。功用：温肾阳，补肾精，泻肾火，调冲任。主治：妇女月经将绝未绝，周期或前或后，经量或多或少，头眩耳鸣，腰酸乏力，两足欠温，时或怕冷，时或烘热，舌质淡，脉沉细者。治阴阳两虚证偏于阳虚者，其疗效较好。尤其对更年期综合征效果更为满意。对于此期的高血压病、月经不规则、精力体力不足及神经精神抑郁、潮热汗出、水肿、失眠等均有较为理想的效果，临床有许多应用二仙汤加减治疗男性更年期综合征、股骨头坏死、颈椎病、抑郁症、皮肤病的报道。

笔者在临床多用二仙汤治疗妇女绝经前后诸证、月经量少、闭经、痹病、高血压病、男性不育症、男性更年期以及其他慢性病见有肾阴阳两虚偏于阳虚、虚火上扰者，均取得了良好的疗效。

病案 1

王某，女，48 岁，主因"月经先期、量多、经期延长伴贫血 1 年余"来诊。

患者既往月经规律，13 岁初潮，4~5 天/24~25 天，量中等。自 2012 年初行子宫肌瘤剔除术后，经期延长，7~8 天/18~25 天，伴月经量多，甚至量多如崩，经后出现贫血。末次月经 2013 年 6 月 3 日。正值月经第 7 天，未净，有血块。平素气短，乏力，肢冷，晨起口苦，纳呆，寐安，面色㿠白，便调。舌淡暗，有瘀点，苔黄，脉沉弦细。方选二仙汤化裁，7 剂，水煎服，药后血即止。又加减变化治疗 2 个月，患者月经恢复规律，且经期、量、色、质均正常。

病案 2

刘某，女，60 岁，患者绝经五六年，畏寒，肢冷，烘热汗出，腰酸，乏力，情绪低落，郁郁寡欢，常悲伤欲哭，失眠多梦，躯体疼痛，痛无定处，舌淡红，苔薄白，脉沉细。予二仙汤原方 7 剂，症状十去七八，又服 14 剂，症状全消，且情绪乐观，自觉身体精力都恢复。

按语：妇女围绝经期综合征主要为妇女卵巢功能衰退、雌性激素分泌减少而引起内分泌机能紊乱及自主神经功能失调的疾病。临床上主诉多样，但常以阵发性烘热出汗、畏寒交替出现为特征，或伴有烦躁、焦虑、失眠、眩晕、心悸、肢体酸痛等症。《素问·上古天真论》云："女子……七七任脉虚，太冲脉衰少，天癸竭，地道不通，故形坏而无子也。"此时肾气阴阳渐衰引起一系列脏腑功能失调。按中医临床辨证，妇女围绝经期综合征属肾精亏损、阴阳失调而致，正是二仙汤的主治病证。现代药理研究表明，仙茅、淫羊藿、巴戟天具有类激素样作用，但无类激素样副作用，可调节卵巢功能，促进雌激素分泌。知母、黄柏滋养真阴，以治潮热，并制淫羊藿、仙茅、巴戟天之温燥。浮小麦、炙甘草、百合、红枣、郁金、煅牡蛎宁心安神，解郁敛汗，以抗焦虑，调节自主神经功能。诸药配合，具有温肾助阳、滋阴宁神、调和阴阳等功能。

病案3

范某，女，22岁。2015年4月4日初诊。形体偏瘦。月经量少3~4个月，周期后错15~30天。末次月经2015年3月15日，带经3天。有原发痛经史，15岁初潮。带下少。平素畏寒，行经小腹及腰臀冷凉。纳呆，寐多梦，便调。舌红少苔，脉沉细弦。

诊断：月经量少。

辨证：肾虚证。

治法：补肾益精，养血温肾。

方药：仙茅6g，淫羊藿15g，当归10g，知母10g，怀牛膝15g，丹参30g，香附10g，巴戟天30g，草豆蔻10g，砂仁10g，菟丝子30g，连翘10g，石斛30g，肉桂10g（后下）。

7剂，每日1剂，水煎，分3次食远服。忌生冷、气恼。

二诊：畏寒症状明显减轻，寐差转安，大便稍干，1~2日排便一次。舌红苔黄，脉细弦。

仙茅6g，淫羊藿20g，当归20g，知母10g，巴戟天30g，女贞子20g，旱莲草20g，王不留行30g，丹皮30g，怀牛膝30g，丹参30g，川楝子15g，熟大黄30g，白芷10g，川芎6g。7剂，水煎服。

三诊：患者正值经期第3天，月经量较前明显增多，痛经减轻，畏寒改善显著。更方为少腹逐瘀汤加减。

小茴香 20g，砂仁 10g，延胡索 30g，川芎 6g，肉桂 6g
（后下），炒蒲黄 30g（包煎），五灵脂 30g，白术 30g，茯苓
30g，白芷 6g，山药 30g，黄芪 15g，鲜姜 3 片，大枣 6 个。7
剂，水煎服。

之后患者又来诊 3 次，笔者均以二仙汤加减化裁，患者于
2015 年 5 月份月经如常。

按语：月经过少病机有虚实之分，实者多由寒凝、气滞或
痰饮闭塞脉道，胞脉不畅，血不盈胞，而经血量少。虚者多由
肾气未盛或亏损，营血不足，阴津匮乏所致。而临床上常见血
虚血瘀、肝肾精血不足之证。故笔者常以二仙汤补肾益精，以
二至丸补养肝阴，同时选加王不留行、丹皮、丹参、熟大黄、
川芎活血，川楝子、香附、白芷行气，把濡养精血与活血行气
相结合，攻补兼施，气血双调。

病案 4

于某，女，50 岁，2013 年 9 月 4 日初诊。手指关节疼痛 1
年余。晨起肢末僵硬。左手无名指关节变形，畏寒，腰胯疼
痛，足跟痛，手臂阵发性乏力，烘热汗出，牙龈肿痛，纳可，
寐浅，便调。舌红，苔薄黄，脉沉弦。

诊断：痹证。

辨证：肾虚，寒热错杂。

方药：仙茅 6g，淫羊藿 20g，当归 20g，桂枝 20g，知母
20g，黄柏 30g，巴戟天 30g，煅牡蛎 30g（先煎），连翘 30g，
升麻 30g，续断 30g，辽细辛 4g，石斛 30g，鸡血藤 15g，炒白
芍 30g，白芷 10g，女贞子 20g，旱莲草 20g，夜交藤 45g。

以此方加减为基础，应用 1 个月，手指关节疼痛明显
减轻。

按语：痹证是机体正气不足，卫外不固，风、寒、湿、热

之邪乘虚而入，导致气血凝滞，经络痹阻，多以疼痛为主症。患者年过七七，应抓住肝肾精血不足之本，同时配以活血通络止痛之药。

病案 5

李某，女，45 岁。2013 年 4 月 7 日初诊。

间断头晕恶心 1 个月。头沉，心悸，气短，喜太息，耳鸣如蝉，心烦易怒，烘热汗出，腰膝酸软，口唇疱疹，双下肢轻微水肿，食酸辣食物后易腹泻，经带如常，纳可，寐差，便调。舌红，苔黄少津，脉沉弦细。近 1 个月血压不稳，最高 165/100mmHg，最低 110/67mmHg。

诊断：头晕。

辨证：肝肾亏虚，肝阳上亢，热扰心神。

方药：仙茅 6g，淫羊藿 15g，当归 10g，知母 10g，黄柏 30g，煅牡蛎 30g（先煎），夏枯草 30g，龙胆草 10g，黄芩 10g，羚羊角粉 5g（冲服），合欢皮 45g，泽泻 10g，巴戟天 30g，川楝子 10g。7 剂。每日 1 剂，水煎，分 3 次食远服。忌生冷、气恼。

二诊：患者近 1 周头晕只发作 2 次，且症状较前减轻。汗出减少，未出现心悸气短。

仙茅 6g，淫羊藿 10g，当归 6g，知母 10g，黄柏 15g，巴戟天 30g，连翘 30g，元参 15g，赤芍 15g，煅牡蛎 60g（先下），夏枯草 30g，龙胆草 10g，炒山栀 30g，炒枣仁 30g，砂仁 10g，生甘草 10g。

7 剂后，患者痊愈。

按语：眩晕多由风、火、痰、虚、瘀引起。该患者平素肾精不足，故见腰膝酸软，耳鸣如蝉，下肢微肿；肝气郁结，则气短喜太息；郁久则化火，故见易怒，血压不稳；累及心脾，则见心烦、心悸、寐差，易腹泻。治病必求于本，本于肾精。

用二仙汤加减补益肾精，清泻肾中虚火，以羚羊角粉、夏枯草、龙胆草、黄芩清泻肝经之火，以栀子清心经之火，以连翘清浮游之火，同时加入煅牡蛎滋阴潜阳，火息晕止。

病案 6

董某，男，30 岁。2013 年 5 月 12 日初诊。

原发不育 2 年。平素左侧腰痛，耳鸣，盗汗，纳可，寐安，便调。舌质红，苔薄黄，舌体颤，脉弦滑。

2013 年 4 月 30 日查精液常规：精液量 3mL，40 分钟不完全液化，a 级精子 0.19％，b 级 16.36％，精子活动率 18.77％。彩超提示左侧精索静脉曲张。

诊断：不育。

辨证：肾精不足。

方药：五味子 10g，枸杞子 30g，覆盆子 30g，菟丝子 30g，车前子 30g（包煎），仙茅 6g，淫羊藿 20g，巴戟天 30g，知母 6g，黄柏 15g，煅牡蛎 30g（先煎），桑寄生 30g，山萸肉 30g，地龙 10g，补骨脂 10g，砂仁 10g，炙甘草 6g。

10 剂，每日 1 剂，水煎，分 3 次食远服。忌生冷、气恼。

药后，患者腰痛、耳鸣、盗汗症状均消失，遂配丸药，服 4 个月，继续补肾强精。半年后回访妻子已怀孕。

按语：男子不育，精子成活率低，多因肾中精气不足引起，治疗该类患者常以五子衍宗丸配合二仙汤补肾益精，效果良好。

第八节　药非重剂不为功

国医大师任继学说："中医不传之秘在于药量，传方传药不传量，等于不传。"说明掌握药物剂量的重要性，更说明剂量是方剂的极重要构成部分。一首立法有据、组方合理的方剂，其所含药味固然是影响方剂疗效的关键所在，但剂量同样也是一个不可或缺的因素。常见先贤名医用药轻灵，可收"四两拨千斤"之效，亦有重剂起沉疴之验，如在临床中，必要的时候还是需要采用重剂，否则病重药轻，无异于杯水车薪。当正邪双方交争，正盛邪实，病邪偏盛时，当重剂祛邪，邪去正自安；病情危重时，重剂扶正，力挽狂澜于危局，如独参汤。这个度很难把握。常言说："方子好开，分量难酌。"任何治法、方药及剂量，均是依据病情、病证、病的性质和用药的属性决定的。病重药轻，无济于事，病轻药重，要损伤正气，临床应谨慎斟酌。中医以形象思维为根基，辨治准确全在悟性，自当有胆有识与有为有守并重。扎实的理论功底和敢于担当的精神是应用重剂的基础，要在有依据的情况下，敢于冒风险！在用重剂时，药性的把握很关键，多用无毒副作用之药。正如《景岳全书》云："治病用药，本贵精专，尤宜勇敢。若新暴之病，虚实既得其真，即当以峻剂直攻其本，拔之甚易……夫用多之道何在？在乎必赖其力，而料无害者，即放胆用之。"

病案

曾某，男，65 岁，2012 年 8 月 24 日初诊。

周身皮肤过敏性皮疹 3 个月。颜面潮红，四肢起小丘疹，瘙痒，日晒加重。手掌有小疱疹。纳可，便调，因奇痒眠欠安。曾用西药治疗好转，停药后症状反加重，也曾用中药治疗，效果不明显。舌红，苔薄白，脉弦细。

辨证分析：此属湿热毒邪蕴于血分，病属浸淫疮；西医病属亚急性湿疹并过敏性湿疹样荨麻疹。患者病及全身，属重症，非重剂不能为功。

方药：双花 60g，连翘 30g，蒲公英 60g，地丁 30g，赤芍 30g，丹皮 30g，蝉衣 10g，白鲜皮 30g，地肤子 30g，苦参

30g，皂角刺20g，海桐皮10g，紫背浮萍30g，紫草10g，生石膏60g（先煎），知母20g，苍术30g，黄柏30g，煅牡蛎30g（先煎），土茯苓15g，红花20g，鸡血藤15g，威灵仙20g，怀牛膝15g，生甘草10g。

7剂，水煎服，每日1剂。忌生冷、腥辣、油腻，早、中、晚三餐后各服一次。

2012年8月31日二诊：药后面色恢复正常，手掌湿疹已干燥，现双臂内侧分布红色丘疹，纳可，药后便溏，每日4次，舌红苔黄，脉滑。

方药：苦参30g，地肤子30g，白鲜皮30g，蛇床子15g，海桐皮15g，双花30g，连翘30g，红花20g，丹皮20g，车前子60g（包煎），炒薏米30g，赤芍30g，鬼箭羽60g，苍术60g，黄柏30g，当归6g，茯苓45g，白蒺藜30g，皂角刺20g，川芎6g，知母10g，蝉衣10g，威灵仙20g，怀牛膝10g，生甘草10g。

7剂，水煎服，每日1剂，忌生冷、辛辣、油腻。

2012年9月10日三诊：药后仅前臂仍密布丘疹，瘙痒，影响睡眠。舌红，苔黄厚，脉弦。

方药：苍术30g，黄柏30g，当归20g，川芎10g，红花30g，苦参30g，地肤子30g，白鲜皮30g，皂角刺30g，地龙15g，白蒺藜30g，连翘30g，栀子30g，丹皮30g，鬼箭羽30g，夜交藤45g，合欢花45g，炒枣仁60g（打），蝉衣10g，生石膏30g（先煎），知母20g，生甘草10g。

10剂，水煎服，每日1剂，忌生冷、腥辣。

2012年9月20日四诊：双前臂丘疹颜色变浅，瘙痒减轻，纳可，便溏，每日3次，眠安，舌红，苔黄厚，脉弦滑大。

方药：双花30g，蒲公英30g，地丁30g，连翘15g，丹皮

30g，紫草 6g，知母 20g，威灵仙 20g，黄柏 30g，苦参 30g，地肤子 30g，白鲜皮 30g，煅牡蛎 30g（先煎），皂角刺 20g，红花 20g，鬼箭羽 30g，蝉衣 10g，白蒺藜 30g，苍术 30g，生甘草 10g。

7 剂，水煎服，每日 1 剂，忌生冷、腥辣。

2012 年 9 月 27 日五诊：双前臂丘疹已退，仅留痕迹，瘙痒已止，手掌疱疹已消，脱皮，痒止，纳可，眠安，大便每日 3～4 次，不成形，夜尿 3～4 次，舌红，苔黄绿（染苔），脉沉弦。

方药：当归 10g，川芎 6g，红花 20g，知母 10g，黄柏 30g，苍术 30g，苦参 30g，地肤子 30g，白鲜皮 30g，双花 30g，连翘 30g，黄连 10g（打），煅牡蛎 30g（先煎），车前子 60g（包煎），蝉衣 10g，皂角刺 20g，生甘草 10g。

10 剂，水煎服，每日 1 剂。

2012 年 10 月 11 日六诊：经过前五诊治疗，面部皮肤完全恢复正常，双前臂丘疹已消，双手湿疱疹已退，仅手掌、指有裂纹，时痒。晨起口干，咽干，纳可，寐安，大便每日 1 次，成形，夜尿 3 次，舌红，苔黄干，脉弦滑。

方药：双花 30g，连翘 30g，丹皮 30g，红花 20g，赤芍 10g，苍术 30g，黄柏 30g，生石膏 30g（先煎），知母 20g，茯苓 30g，白鲜皮 30g，蝉衣 10g，蒲公英 30g，生甘草 10g。

7 剂，水煎服，每日 1 剂。

按语：患者全身皮肤疱疹瘙痒，甚至夜难入睡。《素问·至真要大论》云："诸痛痒疮，皆属于心。"皮肤瘙痒多责之于湿、风。本案的核心为热、湿、风，病重邪盛，治疗宜清热燥湿，祛风止痒，施以大剂量清热燥湿中药后，病情迅速缓解。

"重剂"不是所有病证都适合，只是针对重症或急症使用大剂量药物来遏制病势，控制病情，迅速起效，中病即减，或中病即止，随后改用轻剂调理。此即仝小林教授谓"合理用药在病情，大小剂量两相宜"。

第九节　风湿性心脏病慎用活血化瘀药

"风心病"是西医病名，为风湿性心脏的病简称，是指由于风湿热活动累及心脏瓣膜而导致的心脏病变，表现为二尖瓣、三尖瓣、主动脉瓣中有一个或几个瓣膜狭窄或关闭不全。一般在代偿期内无须特殊药物治疗，多以保健为主。在最佳状态下行手术修复术。如未能手术者，长期代偿则出现心肌劳损、肥厚，临床可见胸闷，气短，心悸，动则喘促，呼吸困难，呼多吸少，水肿等症，受累瓣膜区出现相应的心脏杂音，心室、心房增大，后期出现心功能不全等。西医多采取手术治疗和药物治疗，但西药长期服用，副作用大，中医治疗有很大优势。

临证中当中西互参，灵活处方，分析证候属性，辨而治之。阳气不宣，心络不通者，当治以振奋心阳，宣痹通络；有元气不足者，予大补元气；水气凌心者，予振奋心阳，利水强心等。余常在辨证处方后，斟酌加入益心气、振心阳之品，诸法中唯活血化瘀之法审慎用之。总之，宜根据具体病情，施方用药，可取得良好临床效果。

医案

管某，女，55 岁，2012 年 9 月 8 日初诊。

患风湿性心脏病 32 年，自 2012 年 5 月 8 日至今房颤持续，正在服地高辛、美托洛尔、利尿药、盐酸曲美他嗪、参松养心胶囊、复方川芎胶囊维持治疗。已绝经 2 年，烘热出汗，腰酸腿软，心悸，胸闷，气短，乏力，自汗，纳可，眠安，便调，夜尿 1～2 次，舌淡苔少，脉沉细弱结。

方药：瓜蒌30g，薤白45g，桂枝20g，清半夏10g，茯苓45g，炒枳壳15g，郁金6g，柴胡10g，炒枣仁30g，丹参30g，砂仁6g（打），炙葶苈子3g（包煎），煅牡蛎30g（先煎），巴戟天30g，怀牛膝30g，炒山栀10g，炙甘草6g。

7剂，水煎服，每日1剂，忌生冷，少油腻。

药后症状减轻，又服7剂症状几乎消失，而后改用扶正固本之品善后。

按语： 患者患风心病日久，又年过七七之数，脾肾不足，阳虚水泛，水气凌心，而见心悸，气短，胸闷，烘热出汗，腰酸腿软，夜尿1～2次，脉沉细弱结。方中栝楼薤白桂枝汤、栝楼薤白半夏汤、枳实薤白桂枝汤合方，宣痹通阳，巴戟天、怀牛膝、茯苓、炙葶苈子温肾健脾，泻肺利水，枣仁养心神，丹参、郁金通血脉，郁金佐柴胡畅气机，牡蛎重镇安神，炒山栀清心火，炙甘草调和诸药。诸药合用，使心阳得通，心阴得养，心血不滞，心火不亢，心神得安，心悸得平。

风心病代偿期比较长，本例患者房颤症状持续，除与风心病可能相关外，更年期对其亦有影响。风心病治疗首要宣痹通阳，辅以运脾利水，减轻心脏负荷，再配以生脉散、参芪类药扶正固本。现阶段暂不加扶正药，先祛邪以扶正。另外慎用活血化瘀药，尤其是心衰患者。心衰虽然可见"肺淤血"体征，但西医认为心衰所致的肺淤血、肝淤血不能等同于中医的瘀血证。若使用活血药，症状可能加重。笔者曾治一心衰患者，前医给予活血化瘀药病情加重，施以甘遂半夏汤而水去症消，故知之。

第十节　治痿独取阳明

"治痿独取阳明"理论，首见于《内经》。《素问·痿论》

云："论言治痿者，独取阳明何也?"《灵枢·根结》篇曰："太阳为开，阳明为合，少阳为枢。……合折则气所止息，而痿疾起矣，故痿疾者，取之阳明。"后来逐渐发展为一种治疗原则。

"痿"即痿证，亦称"痿躄"，是指肢体筋脉弛缓、软弱无力甚至痿废不用的病证，多见于下肢痿弱不用。如《素问玄机原病式·五运主病》说："痿，谓手足痿弱，无力运行也。"引起痿证的原因，大抵分为外感、内伤两类。外感多因热邪、湿邪，内伤多因久病、劳倦、饮食失调等。主要病理机制是肺热津伤、湿热浸淫、脾胃虚弱、肝肾髓枯等，导致肢体筋脉失养而致。病位与肺、脾、肝、肾四脏关系较密切。

对于痿证的治疗，《素问·痿论》提出了"治痿独取阳明"的论点。阳明即足阳明胃经，"治痿独取阳明"是强调脾胃在治疗痿证中的作用。"胃为水谷之海"，气血生化之源，"阳明多气多血"，脾主运化，胃主受纳，脾胃将饮食水谷化生为水谷精微，并借心肺之气将水谷精微布散全身，润泽肌肤，滑利关节，充养筋脉。而阳明胃的功能又与脾的运化密不可分，如《素问·太阴阳明论》所言："四肢皆禀气于胃而不得至经，必因于脾有得禀也。今脾病不能为胃行其津液，四肢不得禀水谷气，气日以衰，脉道不利，筋骨肌肉皆无气以生，故不用焉。"因此，脾胃亏虚，气血不足，则宗筋失养，纵缓不收，而见肌肉、关节痿弱不用。

脾胃是气血生成的源泉。肢体功能不足，痿软无力，是因为气血不能濡养肢体所造成的，而阳明又是水谷、精微、气血之本源，"治痿独取阳明"强调了阳明的生理作用。

"治痿独取阳明"这一理论在临床上具有重要的指导意义。其主要表现在：①指导痿证的针灸治疗："治痿独取阳明"是源于《灵枢·根结》篇"痿疾者，取之阳明"之说。

然而细研《灵枢·根结》，通篇皆是论述针灸治疗原理的，"治痿独取阳明"是强调在痿证治疗中，针刺取穴应以阳明经穴为主。《针灸学》教材中对于痿证治疗所选经穴皆以阳明为主，如上肢曲池、合谷、阳溪皆为手阳明经穴位，下肢髀关、梁丘、足三里、解溪皆为足阳明经的腧穴，即是明证。②指导痿证的药物治疗：临床对于痿证，多以补益脾胃、增其化源，或清热利湿、养阴生津之法治之。

病案1

崔某，女，55岁。

患重症肌无力多年（具体时间自己记不清），饮食易呛3个月，左侧头皮麻木，舌尖及上腭痛，自觉吞咽时咽部有声响，说话时头嗡嗡响，心悸，两颊面肌无力，说话嘴角漏风，言语不清晰，饮水后水自鼻孔喷出，纳可，眠安，便调。舌暗红，有瘀点，苔薄白，脉弦细。

方药：莲子心10g，竹茹10g，木通6g，黄连10g，郁金10g，栀子15g，连翘15g，泽泻10g，蜈蚣3条，白芍30g，黄芪30g，升麻30g，石斛30g，制乳没各6g，白芷15g。

7剂，每日1剂，水煎，分3次食远服，忌生冷、腥辣，避风寒。

方中以莲子心、竹茹、木通、黄连、栀子、连翘等清利湿热，石斛养阴生津，黄芪补益中气，再辅以制乳没活血通络，蜈蚣搜风通络，全方相配，使气津复，湿热除，经络通，筋脉得养。

病案2

李某，男，75岁。

双下肢无力、水肿半年余，手足拘挛疼痛，不寐，大便2~3日一行，左手麻胀，右半身麻。高血压病史20余年，同时还有冠心病、脑萎缩、颈椎病、腰椎管狭窄病史。舌暗红，中纵裂，苔黄厚，脉弦硬。

方药：熟地黄 30g，石斛 30g，山萸肉 30g，葛根 30g，麦冬 10g，五味子 6g，节菖蒲 6g，怀牛膝 30g，远志 6g，茯苓 30g，肉苁蓉 30g，桂枝 30g，黑附子 6g（先煎），干姜 10g，巴戟天 30g，地龙 10g，炙甘草 6g。

10 剂，每日 1 剂，水煎，分 3 次食远服，忌生冷、腥辣，避风寒。

方中重用石斛、麦冬、葛根、茯苓养阴生津舒筋，配以熟地黄、山萸肉、怀牛膝、巴戟天补肝肾、强筋骨，附子、干姜、桂枝温通经脉，地龙搜风通络，菖蒲、远志宁心安神，肉苁蓉润肠通便。全方配伍，使筋脉得以充养，经络得以温通，症状得以缓解。本案是风痹痿同病，上方是针对风痹痿之病机而组成，突出了"治痿独取阳明"的特色治法，避免了长期风痹影响对痿的治疗及长期风痹导致痿证。

以上两个病例从不同角度体现了治痿独取阳明、从脾胃论治痿证的原则。

然而应当指出，痿证之成，不独脾胃病变，其他原因亦可致痿。如湿热致痿，或燥热致痿，或寒湿致痿，或肾亏致痿。可见，"治痿独取阳明"并非痿证的唯一治法。因此临证之时，对于痿证，无论是针灸治疗，还是中药治疗，皆应辨证求因，审因论治，"各补其荥而通其输，调其虚实，和其逆顺"（《素问·痿论》），并结合各脏所主季节性，"各以其时受月"（《素问·痿论》），选择相应的腧穴或药物进行治疗。

因此在理解"治痿独取阳明"时需把握以下几点：

其一，在临床选方用药时，应重视补益脾胃，益气血，养阴血。

其二，独取阳明尚包括清胃火、祛湿热，以调理脾胃。

其三，临床辨证时，要审证求因，不可拘泥于其虚和热之病因，还需辨别是否有寒湿凝滞之存在。

第十一节　六腑以通为用

六腑的共同生理特点是"传化物而不藏"（《素问·五脏别论》），如胃腐熟水谷、主降浊，胆的疏泄胆汁，小肠的泌别清浊，三焦的通调水道等。要使六腑的出纳、消化、转输等主要功能得以正常进行，必须保持其畅通无阻。后世医家从大量的临床实践中，总结出"六腑以通为用"的理论，对六腑病证的治疗皆具有指导意义。

六腑以传化饮食物、排泄糟粕为其生理功能，具有"实而不满"的功能。因此，正常情况下，六腑须保持畅通，以有利于饮食物的及时下传及糟粕的按时排泄，故曰："六腑以通为用"，"六腑以通为补"。若六腑不通，则致饮食停滞，糟粕不泻，气机不畅，而见腹胀疼痛、二便不通等症。如食积胃脘，则脘胀疼痛，纳呆不饥，恶心呕吐；胆腑不通，则胁胀疼痛，纳呆食少；大肠传导不利，则致大便秘结，腹胀疼痛；膀胱闭阻，则见尿少尿闭，小腹胀痛；三焦气滞，气化不利，则见水肿胀满，小便不利等。因此，六腑的功能特点以通畅为前提。尽管六腑以通为主，六腑不通则为病，但若六腑通之太过，亦可引起各种病证。如大肠传导太过，则见大便稀溏、便意频频；若膀胱通之太过，则见尿频、遗尿，或小便失禁等。因此，六腑当传化有度，太过或不及皆可引起相应病证。

仲景创制大、小、调胃三个承气汤，治疗热结胃肠，甚至阻滞胃肠道气机之阳明腑实证，就是通过峻下热结，承顺胃气，使腑气得降，热结得通。

"六腑以通为用"说的是六腑的正常生理功能。六腑传化物而不藏，在这生理过程中不能出现阻塞不通或不畅的现象，只要按照正常的生理功能传化，即为无病，打乱了这种正常的传化皆可致病。六腑病多实证，是由它们的生理功能决定的，而虚证大多与五脏相关联，所以虚证多调补五脏。"六腑以通为用"，笔者在临床诊疗中多有应用。对于六腑病证，多用通利祛邪之法治之。

病案 1

尚某，女，54 岁。腹胀，失眠，心烦，烘热，口臭，纳呆，经服保和汤加减治疗 7 剂而诸症均消。

该患者为围绝经期综合征病患，笔者查阅古今文献基本没有关于保和丸治疗围绝经期综合征的记载，而此患者却服用保和丸加减治疗取得疗效，可见辨证论治的重要性。该患者诸多表现是由食积胃肠，气机不利，郁久化热，热扰心神而导致的，通过消食和胃，调畅气机，而使诸症消失。

病案 2

白某，男，28 岁。

纳后胃脘不舒 3 个月。嗳气，自觉有物上冲咽喉，易怒，纳可，寐浅，便干，3 日一行。2009 年 9 月行胆结石取石手术。舌红，中纵裂，苔薄黄，脉沉弦细。

方药：柴胡 30g，大黄 6g，枳实 10g，黄芩 10g，清半夏 15g，炒白芍 30g，郁金 15g，川楝子 15g，合欢花 45g，茵陈 30g，金钱草 30g，苏梗 30g，连翘 15g，青皮 10g，生甘草 10g。

6 剂，每日 1 剂，水煎，分 3 次食远服。忌生冷、油腻、甜食，忌气恼，怡情志。

通过大柴胡汤加减治疗，大便得通，腑气下行，嗳气自止，胃脘得舒。

二便不通者，应用利尿或通便之法治之，如五苓散治疗小便不利，麻仁滋脾丸治疗老年便秘等。

如见五脏实证，常用"脏实泻其腑"之法，泻其相为表里之腑，以达到祛邪已病之目的。如心火上炎，则用清心利小肠之药，使心之火热从小便而去；若肺热壅盛，肺气闭阻者，则以通腑泄热、通利大肠之药治之。

六腑病证亦有虚证，如胃气虚、膀胱虚寒等。因此，临床上对于六腑病证的治疗，不可拘泥于"六腑以通为用"的理论，对于六腑的虚证，应当注重辨证求因，审因论治，而勿犯虚虚实实之戒。如此，补虚泻实，扶正祛邪，以达治病求本、调整虚实之目的。

第二章 临床经验

第一节 咳 嗽

　　咳嗽，是指肺失宣降，肺气上逆作声，咯吐痰液而言，为肺系疾病的常见证候之一。分别言之，有声无痰为咳，有痰无声为嗽，一般多为痰声并见，难以截然分开，故以咳嗽并称。病名最早记载于《内经》，该书对咳嗽的成因、症状、证候分类、病理转归及治疗等问题做了较系统的论述。

　　咳嗽属中医一病证，主要分为内伤和外感两大类。多由正气不足，感受外邪，使肺气不宣而致。咳久不愈，则可引发痰喘，反复发作，多可累及肾气，使肾元受损，动则即喘，产生肾不纳气证。肾虚后不能调节水液，还可进一步发展成为水气凌心、水饮射肺等危及生命的病证。故应预防肺、脾、肾的损伤，在咳嗽早期应彻底治愈。

　　外感咳嗽属于邪实，为外邪犯肺，肺气壅遏不畅所致，若不能及时使邪外达，可进一步发生演变转化，表现风寒化热、风热化燥，或肺热蒸液成痰等情况。内伤咳嗽为脏腑功能失调，内邪干肺。不论邪从外入，或自内而发，均可引起肺失宣肃，肺气上逆作咳。外感咳嗽一般分为风寒袭肺、风热犯肺、风燥伤肺。

　　内伤咳嗽多属邪实与正虚并见，病理因素主要为"痰"与"火"。但痰有寒热之别，火有虚实之分；痰可郁而化火，火能炼液灼津为痰。他脏及肺者，多因邪实导致正虚，如肝火犯肺，每见气火耗伤肺津，炼液为痰。内伤咳嗽分为痰湿蕴肺、痰热郁肺、肝火犯肺、肺阴亏耗。

现代医学中急慢性支气管炎、部分支气管扩张症、慢性咽炎等以咳嗽为主要表现者可参考本病进行辨证论治。痰湿犯肺者，多因脾失健运，水谷不能化为精微上输以养肺，反而聚为痰浊，上贮于肺，肺气窒塞，上逆为咳。若病久，肺脾两虚，气不化津，则痰浊更易滋生，此即"脾为生痰之源，肺为贮痰之器"的道理。甚者病延及肾，由咳至喘。如痰湿蕴肺，遇外感而引触，转从热化，则可表现为痰热咳嗽；若转从寒化，则可表现为寒痰咳嗽。

肺脏自病的咳嗽则多因虚致实。如肺阴不足每致阴虚火旺，灼津为痰，肺失濡润，气逆作咳，或肺气亏虚，肃降无权，气不化津，津聚成痰，气逆于上，引起咳嗽。

外感咳嗽与内伤咳嗽还可相互影响为病，病久则邪实转为正虚。外感咳嗽如迁延失治，邪伤肺气，更易反复感邪，而致咳嗽屡作，转为内伤咳嗽；肺脏有病，卫外不固，易受外邪引发或加重，特别在气候变化时尤为明显。久则从实转虚，肺脏虚弱，阴伤气耗。由此可知，咳嗽虽有外感、内伤之分，但有时两者又可相互为因。

治疗反复咳嗽时强调不要一味使用收敛止咳之品，一定要审证求因，辨证论治。"五脏六腑皆令人咳，非独肺也。"辨证首当分外感、内伤。外感六淫之邪致病，属新病，治疗时切忌敛涩留邪，当因势利导，肺气得以宣畅，则咳嗽自止。如若迁延误治，邪伤肺气，亦可致虚，虚则更易反复感邪，而致咳嗽屡作，肺气损伤，逐渐转为内伤咳嗽。此时治疗，除了补肺外，还应注意治疗脾、肝、肾等脏。

病案 1

胡某，女，25 岁，2012 年 9 月 14 日初诊。

主诉：反复咳嗽伴有咽痛、发热 1 个月。

现病史：患者 1 个月前曾因咳嗽、咯痰伴有高热（体温最高 39.0℃）前往医院就治，诊断为肺炎，经抗感染治疗症状有所好转，但遗留反复咳嗽、咽痛、低热（体温 37.3℃），咯痰色白量不多。自述平素着凉后容易胃胀，时有泛酸，大便不成形，一日 1~2 次，夜寐尚可。舌质暗红，苔厚腻略黄，脉沉细。

中医诊断：咳嗽。

辨证：热病后肺脾气阴两虚，兼有痰热蕴肺。

治法：补脾养肺，益气养阴。

方药：党参 30g，茯苓 30g，白术 15g，苏子 30g，川贝 10g（打），玉竹 15g，黄精 15g，花粉 15g，黄芩 10g，连翘 10g，麦冬 10g，陈皮 10g，砂仁 10g（打），炙甘草 6g。

7 剂，每日 1 剂，水煎，分 3 次食远服。忌生冷、油腻、腥辣，避风寒。

按语：患者为青年女性，素体脾胃虚弱，脾主运化，为生气之源，脾气不足，不能输精于肺，致肺气不足；脾失健运，湿聚成痰，上渍于肺，故有"脾为生痰之源，肺为贮痰之器"之说。肺主一身之气，肺气不足，宣降失常，气虚则咳嗽、咯痰，久咳不止则伤及肺阴。气虚水津不布，聚湿成痰，则痰多稀白。脾气虚则运化失健，则见纳差，着凉后胃脘胀满不舒，大便不成形。舌质暗红为阴伤表现，苔厚腻略黄为脾虚湿热内蕴之象，脉细弱为脾虚之征。方中党参、茯苓、白术补气健脾，黄芩、连翘清热祛痰，陈皮、砂仁、苏子可健脾理气和胃，化痰止咳，黄精补脾肺肾，可益气固表，麦冬、花粉、玉竹可清热养阴。本方益气养阴，运脾培补肺气，祛痰清热，使肺气得宣，脾气得运化，扶正达邪，以断反复咳嗽之根。

病案 2

安某，男，21 岁，2012 年 11 月 16 日初诊。

主诉：咳嗽 7 天。

现病史：患者病初发热，咳嗽 7 天，咯黄色黏痰，咽喉不利，现热退，夜间打鼾，纳可，寐安，便调。舌红，苔黄，脉数。

查体：双肺呼吸音略粗，心律齐，各瓣膜听诊区未闻及病理性杂音。腹部检查阴性。

辅助检查：血、尿常规检查未见异常。胸片提示双下肺纹理增粗。

中医诊断：咳嗽。

辨证：痰热犯肺。

治法：清热化痰，润肺止咳。

方药：陈皮 6g，苏子 10g，柴胡 10g，黄芩 6g，麦冬 5g，知母 5g，杏仁 6g，炙枇杷叶 10g，前胡 8g，芦根 20g，鱼腥草 10g，牛蒡子 6g（打），元参 8g，连翘 10g，炒莱菔子 15g，生甘草 6g，生石膏 20g。

5 剂，每日 1 剂，水煎，分 3 次食远服。忌生冷、腥辣，避风寒。

二诊：咳嗽仍时轻时重。

方药：生石膏 20g，麻黄 8g，杏仁 6g，桑白皮 15g，地骨皮 6g，苏子 15g，柴胡 15g，前胡 10g，芦根 20g，黄芩 10g，清半夏 10g，玉竹 10g，生甘草 6g，辽细辛 3g。

3 剂，每日 1 剂，水煎，分 3 次食远服。忌生冷、腥辣，避风寒。

三诊：咳嗽较前明显减轻，平素易腹痛，夜间磨牙。

方药：陈皮 6g，清半夏 6g，茯苓 10g，竹茹 6g，苏子 10g，杏仁 6g，炙枇杷叶 10g，前胡 8g，知母 6g，生石膏 30g，麻黄 5g，玉竹 6g，生甘草 6g，桑白皮 15g，连翘 10g。

6 剂，每日 1 剂，水煎，分 3 次食远服。忌生冷、腥辣，避风寒。

按语： 临证处方应灵活，在未取得预期疗效的情况下，应当及时找出原因，调整方药，本案即是如此。一诊予清热化痰、润肺止咳之品效果不佳，二诊及时调整，表证未尽，邪热壅肺，故以麻杏甘石汤合泻白散化裁，宣肺清肺，止咳化痰，三诊时，邪去七八，祛邪辅以扶正。

第二节 哮 喘

哮喘属中医哮证范畴，是一种临床常见的呼吸道疾病，以伴有哮鸣音的发作性呼气性呼吸困难或发作性咳嗽、胸闷为主要临床表现，严重者被迫采取坐位或呈端坐呼吸，干咳或咳大量白色泡沫痰，甚至出现发绀等，有时咳嗽是唯一的症状。朱丹溪首创哮喘之名，阐明病机专主于痰，提出未发以扶正气为主，既发以攻邪气为急的治疗原则。《痰饮咳喘病》篇指出："膈上病痰，满喘咳吐，发则寒热，背痛腰疼，目泣自出，其人振振身润剧，必有伏饮。"金元以前，哮证与喘证统属于喘促门。《医学正传·哮喘》将哮与喘分为二证，指出："大抵哮以声响名，喘以气息言。夫喘促喉间如水鸡声者，谓之哮，气促而连属不能以息者，谓之喘。"《临证指南医案·哮》认为，喘证之因，若由外邪壅遏而致者，"邪散则喘亦止，后不复发……若因根本有亏，肾虚气逆，浊阴上冲而喘者，此不过一二日之间，势必危笃……若夫哮证……邪伏于里，留于肺俞，故频发频止，淹缠岁月"。概言之，哮指声响言，为喉中有哮鸣音，是一种反复发作的疾病；喘指气息言，为呼吸气促困难，是多种急慢性疾病的一个症状。但鉴于哮必兼喘，故习惯通称哮喘。

哮证的病理因素以痰为主，痰的产生责之于肺不能布散津液、脾不能运输精微、肾不能蒸化水液，以致津液凝聚成痰，伏藏于肺，成为发病的"夙根"。此后如遇气候突变、饮食不当、情志失调、劳累等多种诱因，均可引起发作。这些诱因每多互相关联，其中尤以气候为主。如《景岳全书·喘促》说："喘有夙根，遇寒即发，或遇劳即发者，亦名哮喘。"《症因脉治·哮病》亦指出："哮病之因，痰饮留伏，结成窠臼，潜伏于内，偶有七情之犯、饮食之伤，或外有时令之风寒束其肌表，则哮喘之症作矣。"发作期的基本病理变化为"伏痰"遇感引触，痰随气升，气因痰阻，相互搏结，壅塞气道，肺管狭窄，通畅不利，肺气宣降失常，引动停积之痰，而致痰鸣如吼，气息喘促。《证治汇补·哮病》说："哮即痰喘之久而常发者，因内有壅塞之气，外有非时之感，膈有胶固之痰，三者相合，闭拒气道，搏击有声，发为哮病。"发作时为痰阻气闭，以邪实为主，症状可在数分钟内发作，经数小时至数天，用药物治疗或自行缓解。某些患者在缓解数小时后可再次发作。夜间及凌晨发作和加重亦是哮喘的特征之一。发时痰阻气道，肺气失于肃降，表现邪实之证；如反复久发，气阴耗损，肺、脾、肾渐虚，则在平时表现正虚的情况。大发作时，可见正虚与邪实相互错杂。辨治原则根据已发、未发，分虚实施治。发时以邪实为主，当攻邪治标，分别寒热，予以温化宣肺或清化肃肺，病久发时，虚实夹杂者，又当兼顾。平时以正虚为主，当扶正治本，审察阴阳，分别脏腑，采用补肺、健脾、益肾等法。临证必须注意寒热的相兼、转化，如寒包热证、寒痰化热、热证转从寒化等情况。

在治疗这类疾病的时候，缓解期注重扶正，通过长期服用丸剂、药膳、改变生活方式以扶正。发作期要注意祛邪，常用小青龙汤加减化裁。尤其是青少年或儿童过敏性哮喘，病情发作时多属外寒内饮证，用小青龙汤，兼热者加生石膏。这是

《伤寒论》原方，此方施之效如桴鼓。但最值得一提的是对细辛的用法，用法得当无毒速效，用不得当，可出现细辛的临床中毒反应，应慎之又慎。

病案

曹某，男，55 岁，2012 年 11 月 12 日。

主诉：咳喘时作 3 年。

现病史：咳喘时作 3 年，每次输激素类药物控制。发作时呼吸困难，痰白色，质稀，有泡沫，早晨、晚上咳喘较重。纳可，寐安。便干，3 日一行。舌红，有齿痕，苔黄厚，脉弦。

体格检查：双肺满布哮鸣音，余未见异常

辅助检查：血常规检查，WBC1.2×10^9/L，N82%，L16%。

西医诊断：支气管哮喘。

中医诊断：哮喘。

辨证：外寒内饮。

治法：宣肺化饮，降气平喘。

方药：干姜 10g，桂枝 10g，麻黄 10g，炒白芍 30g，辽细辛 6g，清半夏 15g，五味子 6g，煅牡蛎 30g，瓜蒌 45g，生石膏 45g，紫菀 20g，款冬花 20g，地龙 15g，炙葶苈子 6g，石斛 30g，炙甘草 10g。

7 剂，水煎服，每日 1 剂。

二诊：服药后，咳喘减轻，痰渐少。

干姜 10g，桂枝 20g，麻黄 10g，白芍 30g，辽细辛 6g，清半夏 10g，茯苓 30g，陈皮 10g，苏子 30g，当归 10g，前胡 20g，厚朴 15g，杏仁 10g，紫菀 10g，款冬花 20g，炙葶苈子 6g，炙甘草 10g。

7 剂，水煎服，每日 1 剂。

三诊：近两日生气后，咳喘加重，咳大量白色泡沫黏痰，不易咳出，鼻流清涕，胸闷气短，脘腹胀闷。

龙胆草 10g，柴胡 30g，黄芩 15g，栀子 30g，木通 6g，泽泻 10g，车前子 30g，杏仁 10g，地龙 30g，茯苓 30g，前胡 20g，煅牡蛎 30g，干姜 10g，辽细辛 5g，清半夏 15g，五味子 6g，麻黄 10g，生石膏 45g，知母 10g，生甘草 10g。

7 剂，水煎服，每日 1 剂。

按语：本案患者素有水饮内停，日久则化热、化瘀。肺气亏虚，卫外不固，故遇寒加重，故以小青龙汤加减宣肺化饮，清热通络。临床上治疗咳、喘、哮等表现为内有水饮，外感风寒者，每用此方，必有奇效。那么这内在水饮到底因何而来，而需青龙兴云治水？前贤曹颖甫先生归纳总结为以下几点：①因游泳而得水气。②因多食瓜果冷饮而得水气。③因冒雨露远行而得水气。④凤患痰饮，为风寒所激。⑤现代社会，热天因空调冷饮，常常感寒而得水气。⑥西医临床输液治疗，病本有寒，有水气在内，而输液直接把寒冷的水液送入人体，寒和水气相并而加重。⑦药治误用寒凉。⑧冬天感寒而发病，这种情况十分普遍。故临床应用小青龙汤加减化裁治疗支气管哮喘每每有效。

第三节 鼻 鼽

鼻鼽，是指由于脏腑虚损、卫表不固所致的，以突发和反复发作的鼻痒、喷嚏、流清涕、鼻塞等为主要特征的鼻部疾病。此病最早见于《素问·脉解》，其曰："头痛、鼻鼽、腹肿者，阳明并于上，上者则其孙络太阴也，故头痛、鼻鼽、腹肿也。"后世医家对本病的论述也较多，如金代刘河间《医学六书》云："鼽者，鼻出清涕也。"对鼻鼽的病因，明代《证治要诀》云："清涕者，脑冷肺寒所致。"本病为临床上常见病和多发病，可常年发病，也可呈季节性发作。

本病多由脏腑虚损，正气不足，腠理疏松，卫表不固，风邪、寒邪或异气侵袭，寒邪束于皮毛，阳气无从泄越，故喷而上出为嚏。肺气虚寒，卫表不固，则腠理疏松，外邪乘虚而入；脾为后天之本，化生不足，鼻窍失养，外邪或异气从口鼻侵袭；肾阳不足，则摄纳无权，气不归原，温煦失职，腠理、鼻窍失于温煦；肺经素有郁热，肃降失职，邪热上犯鼻窍，邪聚鼻窍，邪正相搏，肺气不宣，津液骤停，致喷嚏、流鼻涕、鼻塞等，发为鼻鼽。

临床诊治过程中，当详细收集疾病信息，谨慎辨证，分清邪正主次，灵活处方用药，思维不可固化。本病正虚为本，邪之所凑，其气必虚，扶正为本。但不可一味扶正，有邪则须祛邪，邪去正安，给邪以出路，当可事半功倍。

病案1

韩某，女，13岁。2012年10月27日初诊。

主诉：鼻塞，流涕1年余。

现病史：鼻塞、流清涕1年余，时轻时重，鼻痒，打喷嚏，有时头晕、头胀，平素易感冒，纳呆，夜寐打鼾，便调，舌红少苔，脉沉细。

西医诊断：过敏性鼻炎。

中医诊断：鼻鼽。

辨证：肺气虚弱。

治法：益肺固表。

方药：玉竹6g，黄精6g，麦冬g，茯苓6g，薄荷5g，煅牡蛎20g（先煎），杏仁6g，辛夷3g，神曲10g，连翘10g，陈皮6g，生甘草8g。

6剂，水煎服，每日1剂。

二诊：鼻塞症状好转。

桑叶5g，菊花6g，黄芩6g，辛夷3g，白芷5g，升麻10g，芦根20g，双花10g，连翘10g，杏仁5g，薄荷5g，生甘草6g。

7剂，水煎服，每日1剂。

按语： 本案患者年幼，近1年症状时轻时重，平素易感冒，这是表气不固，脾肾不足。而头晕头胀，乃清阳不升，虚火上炎所致。故此时扶正为先，一诊处固表补肺、益肾通窍、消食之方，待正气略复，方有力抗邪，则见症状有所缓解。二诊时正气略复，可耐攻伐，当祛邪，邪去正安，故予疏散清热之品。又患者脏腑娇嫩，中病辄止，恐再伤正气。

病案2

患者王某，女，28岁，2013年5月24日来诊。

主诉：打喷嚏、流清涕5天。

现病史：既往有过敏性鼻炎病史，每年春秋换季则发作。5天前，天气变化后又出现打喷嚏，流清涕，恶风寒、无汗，项背拘紧不舒，前额痛，舌淡红，苔薄白，脉浮紧。

西医诊断：过敏性鼻炎。

中医诊断：鼻鼽，刚痉。

辨证：风寒袭表，清窍、经脉不利。

治法：解肌祛风，利窍舒经。

方药：葛根汤。

葛根15g，麻黄9g（先煎），桂枝6g，炒白芍6g，炙甘草6g，生姜6片，大枣5枚（去核）。

3剂，水煎服，每日1剂，分2次饭后1小时温服。

嘱忌生冷、腥辣、煎炸之品。注意保暖。

第二剂服完，喷嚏止，清涕减，3剂药服完症状全消。

按语： 本方是《伤寒论》的经典方药，主要是治疗阳明大肠经湿热蕴结。现代医学之过敏性鼻炎大多与风寒之邪侵犯肺气有关，鼻为肺之窍，风寒袭肺，清窍不利，而见恶寒、无汗、打喷嚏、流清涕、鼻塞等症状。《伤寒论·辨太阳病脉证并治》第 31 条："太阳病，项背强几几，无汗恶风，葛根汤主之。"第 32 条："太阳与阳明合病者，必自下利，葛根汤主之。"分别论述了太阳伤寒证兼经脉不利和太阳与阳明合并下利的证治。一个项背拘紧不舒，一个下利，二者虽主症不同，但具有相同的病机——太阳伤寒表实证，都是风寒束表所致。风寒束表，卫阳被遏，营阴郁滞，经脉不利，而见项背拘紧不舒。风寒束表，不能从外解，而内迫大肠而见下利。《金匮要略·痉湿暍病脉证并治第二》篇中也有关于葛根汤证的原文："太阳病，无汗而小便反少，气上冲胸，口噤不得语，欲作刚痉，葛根汤主之。"其病机与《伤寒论》第 31 条相同。清·郑钦安《医理真传·阳明经证解》云："阳明一经以燥为本，太阴为中气，阳明为标。有经证、有里证、有腑证，不可不知也。……经证者何？前额连目眶胀痛，鼻筑气而流清涕，发热不恶寒。此际寒邪初入阳明之经，寒气尚有一线未化尽，故还见筑气而流清涕之寒形，渐渐发热不恶寒。邪在经尚可解肌，故用葛根汤以解肌，俾邪从肌肉而出。此本经浅一层立法也。"郑钦安把葛根汤证列于阳明经证，认为是寒邪初入阳明之经，寒气尚有一线未化尽，出现前额连目眶胀痛，鼻筑气而流清涕，发热不恶寒，使用葛根汤解肌，使邪从肌肉而出。从上述条文可以看出，葛根汤证除了要具备太阳伤寒表实证之发热、恶寒、无汗、头痛、脉浮紧外，还兼见项强、鼻塞、鼻流清涕、下利等症。既然是外感风寒表实证，选葛根汤而不选麻黄汤，是由兼证决定的。葛根汤是由桂枝汤减少桂枝、白芍而加葛根、麻黄而成。方中葛根为主药，性味甘辛微凉，有解肌退热之功，常与解表药发挥协同作用，能升津液、舒经脉以疗项强，能入脾胃，升发清阳而止泻利，利清窍。桂枝汤减桂、芍而加麻黄，一则调营卫以利太阳经气运行，再则欲发其汗，以治无汗之表实，又因经脉受阻，津液难以升达，故不能峻汗。所以用葛根汤而不是麻黄汤或麻黄加葛根汤。现代医学的过敏性鼻炎的临床表现正是符合葛根汤证。

第四节 胁 痛

胁痛是以一侧或两侧胁肋部疼痛为主要表现的病证，是临床上比较多见的一种自觉症状。肝络失和是胁痛的基本病机，其病理变化可归结为"不通则痛"与"不荣则痛"两方面。因肝郁气滞、瘀血停着、湿热蕴结所导致的胁痛多属实证，是为"不通则痛"。而因阴血不足，肝络失养所导致的胁痛则为虚证，属"不荣则痛"。胁痛主要责之肝胆，又与脾胃及肾有关。在临床中，应辨证论治，处方用药时，尤应该注意顺肝之性，疏肝柔肝，不可伐肝。

病案 1

陈某，男，37 岁，2014 年 11 月 8 日初诊。

主诉：右胁腹不舒 1 年余。

现病史：患者自觉右胁腹不舒 1 年，加重 3 天，到医院检查。血常规检查示：WBC 1.1×10^9/L，N76%，L20%。超声检查提示为胆囊炎。遂到我院服中药治疗。纳可，寐安，便调，舌红，苔黄，脉弦。

既往史：否认肝炎、结核等传染病史，无中毒史，无手术外伤史，否认输血史。

体格检查：墨菲征阳性，余（－）。

辅助检查：血常规检查，WBC 1.1×10^9/L，N76%，L20%。彩超检查提示胆囊炎。

西医诊断：胆囊炎。

中医诊断：胁痛，腹痛。

辨证：肝郁气滞。

治法：疏肝理气，清热利胆。

方药：柴胡30g，黄芩10g，金钱草60g，茵陈60g，郁金10g，鸡内金10g，青皮10g，通草6g，川楝子15g，王不留行60g，连翘30g，漏芦30g，生甘草6g。

10剂，水煎服，每日1剂。

二诊：右胁不舒明显好转。

柴胡15g，枳壳15g，香附30g，川芎6g，陈皮10g，炒白芍30g，茵陈30g，金钱草30g，郁金10g，连翘10g，内金10g，莪术15g，合欢花30g，川楝子15g，炙甘草6g，生姜3片，大枣6个。

7剂，水煎服，每日1剂。

三诊：患者右胁不舒基本消失，要求巩固治疗。

柴胡10g，枳壳10g，香附30g，川芎6g，陈皮10g，炒白芍15g，郁金10g，川楝子30g，延胡索15g，金钱草45g，茵陈30g，连翘15g，通草6g，生甘草6g，合欢花30g。

10剂，水煎服，每日1剂。

按语：胁痛、腹痛均属中医内科病证。急性胆囊炎多可发生胁腹痛，主要是右上腹痛连及右胁，或彻背至肩胛部位，疼痛难忍，与临床炎性的刺激和体质的敏感性相关。本病多由肝胆湿热蕴结，阻滞肝胆经络气机，使胆汁排泄不畅而成。故在治疗上以疏肝利胆和胃为主法，湿热得除，气机条畅，胆气通利，病证自解。并且施用茵陈、金钱草、王不留行等药也可防治胆石症。凡情志不遂、饮食不节、中焦湿热等均可导致肝胆气滞，湿热壅阻。胆为中清之腑，以通为用，急性胆囊炎多系湿热之邪侵袭肝胆，使肝脏疏泄和胆腑通降功能失权，气血阻滞，不通则痛。湿热熏蒸肝胆，胆汁不循常道，浸淫肌肤而发黄。湿热阻滞中焦，胃失和降则恶心、呕吐。

病案2

李某，男，48岁，2013年4月6日初诊。

主诉：左胁下胀痛 1 个月。

现病史：右胁下胀痛 1 个月，遂到医院检查，B 超检查提示胆总管轻度扩张，胰头区多囊性回声，双肾结石，前列腺增大 3.4cm×3.5cm×4.0cm，肝肾间隙及脾周液性回声区。患者要求服中药调理。现患者右胁下胀痛，平素易怒，纳差，寐差，便溏不爽，舌胖大，暗红，苔灰黄腻，脉弦。

既往史：既往有肝炎病史 20 年，否认结核病史，无中毒史，无手术外伤史，否认输血史。

过敏史：否认药物及食物过敏史。

体格检查：肝区压痛，腹部膨隆，墨菲征弱阳性，余阴性。

辅助检查：B 超检查提示胆总管轻度扩张，胰头区多囊性回声，双肾结石，前列腺增大 3.4cm×3.5cm×4.0cm，肝肾间隙及脾周液性回声区。

西医诊断：肝硬化；胆总管扩张；腹水；肾结石；前列腺增大。

中医诊断：胁痛。

辨证：湿热内蕴少阳、阳明二经。

治法：和解少阳，内泻热结。

方药：柴胡 30g，大黄 10g（后下），枳实 10g，黄芩 10g，黄连 10g，清半夏 15g，炒白芍 30g，干姜 10g，茵陈 30g，川楝子 30g，川芎 6g，连翘 15g，合欢花 45g，白芷 10g，生甘草 6g。

7 剂，水煎服，每日 1 剂。

按语： 大柴胡汤系小柴胡汤去人参、甘草，加大黄、枳实、芍药而成，亦是小柴胡汤与小承气汤两方加减合成，是和解与泻下并用的方剂。小柴胡汤为治伤寒少阳病的主方，因兼阳明腑实，故去补益胃气之人参、甘草，加大黄、枳实、芍药以治疗阳明热结之证。《医方集解》说："少阳固不可下，然兼阳明腑实则当下。"方中重用柴胡为君药，配臣药黄芩和解清热，以除少阳之邪；轻用大黄配枳实以内泻阳明热结，行气消痞，为臣药。芍药柔肝缓急止痛，与大黄相配可治腹中实痛，与枳实相伍可以理气和血，以除心下满痛；半夏和胃降逆，以治呕逆不止，共为佐药。患者虽然检查结果提示病种很多，但按照中医辨证，都为少阳与阳明经的湿热内蕴，阻滞气机所致，故用大柴胡汤，异病同治，和解少阳，荡涤湿热。

第五节 胸 痹

胸痹是指以胸部闷痛，甚则胸痛彻背、喘息不得卧为主症的疾病，轻者仅感胸闷如窒，呼吸欠畅，重者则疼痛如刺、如灼、如绞，严重者心痛彻背，背痛彻心。

本病的发生多与寒邪内侵、饮食不当、情志失调、年老体虚等因素有关。其病机有虚实两方面。实为寒凝、气滞、血瘀、痰阻，痹遏胸阳，阻滞心脉；虚为心脾肝肾亏虚，心脉失养。在本病的形成和发展过程中，大多先实而后虚，亦有先虚而后实者。但临床表现，多虚实夹杂，或以实证为主，或以虚证为主。

本病总属本虚标实，病位在心，与脾肾密切相关。辨证当分清主次。但是由于时代变迁，痰湿内生，湿邪渐增，而引起其他病理改变日益突出，在辨证处方的基础上，宜加强祛湿、化湿。

病案 1

贺某，女，70 岁，2012 年 11 月 1 日初诊。

主诉：胸闷气短 1 个月。

现病史：近 1 个月患者出现胸闷气短，伴轻微左胸痛。胃脘不舒，嗳气腹胀，乏力，头沉头晕，口干苦，纳可，寐差，便软，日行一次，舌暗红，苔黄腻，脉弦滑数。

既往史：高血压病史 15 年。

体格检查：血压 140/80mmHg，心率 88 次/分，律齐，未闻及病理性杂音。

辅助检查：CT 提示冠心病，累及前降支。

西医诊断：冠心病。

中医诊断：胸痹。

辨证：胸阳痹阻。

治法：宣痹通阳，行气活血，兼清心火。

处方：瓜蒌45g，郁金15g，薤白30g，茯苓30g，莲子心6g，麦冬10g，山萸肉15g，泽泻10g，丹参60g，枳壳15g，茵陈30g，炒枣仁30g（打），川木通3g，栀子15g，连翘15g，竹茹10g，砂仁6g（打）。

7 剂，水煎服，每日 1 剂。忌生冷油腻。

二诊：药后胸闷气短减轻，矢气肠鸣，便软，日行一次，纳可，眠渐安，舌暗红，苔薄白，脉弦滑。

瓜蒌15g，郁金6g，桂枝20g，茯苓30g，枳壳10g，车前子30g（包煎），丹参30g，砂仁10g（打），薤白30g，白术10g，葛根30g，石斛30g，川楝子10g（打），白果10g，炙甘草6g，降香10g，鲜姜3片。

10 剂，水煎服，每日 1 剂，忌生冷油腻。

按语：胸闷、气短、胸痛是冠心病的常见临床症状，属中医"胸痹"范畴，是虚实夹杂的本虚标实证。临床表现随个体不同而有很大差别，论治时视病情变化而定。急则治其标，缓则治其本，或标本同治，使心胸之阳舒展，血脉运行畅通。治本采用温阳益气、滋阴养血之法；治标则以祛寒、豁痰、活血等法。临证要辨虚实、明标本，补虚或泻实，或标本兼顾，进行辨证治疗，才能取得良好的效果。本案患者年逾古稀，元阳已弱，心脉失于温养，运行受阻，形成瘀血阻滞气机，而见胸闷气短。阳虚水湿内生，日久化热，热扰心神而见不寐。湿热蒸于肝胆而见口干苦。肝火犯胃而见胃脘不舒，嗳气腹胀。舌红，苔黄腻，脉滑数，是湿热之征。舌暗提示有血脉瘀滞。阳虚为本，湿热、瘀血为标，乃本虚标实之证。方中以栝楼薤白剂宣痹通阳，辅以养心、清心之麦冬、枣仁、莲心、栀子，再加车前、茯苓、桂枝、白术健脾温阳运化水湿，丹参饮、郁金活血通络，桂枝、甘草振奋心阳而强心。全方配伍，标本兼顾，扶正达邪，收获良效。

路师认为，心血管硬化性供血不全是由于脾虚，恣食肥甘厚味，生活无节，长期精神紧张，再合烟酒无度、妄劳等因，使摄入的水谷精微化成痰浊，痰阻脉络，痹阻心阳而成。故在治疗上应首先考虑养生防病，而后运脾祛痰浊，方是治病之本。心血管病急发时，当治其标，或标本兼治。总之，宜辨证立法，依治法拟方择药，万变不离其宗，把湿痰浊瘀的致病因素及病理产物尽快解除，才是治病之本的需要。

病案 2

李某，男，66 岁，2013 年 4 月 21 日初诊。

主诉：胸骨后发热 3 个月。

现病史：患者胸骨后发热 3 个月，每天下午活动后发作，胸闷，右上腹灼热。于某三甲西医医院诊断为冠心病、心绞痛。常规服治疗冠心病药物后症状改善不明显。纳可，寐安，便调。舌红，苔薄，脉弦滑。

体格检查：双肺呼吸音清，心音尚可，心律齐，各瓣膜听诊区未闻及病理性杂音。

辅助检查：心电图提示窦性心律过缓（53 次/分），ST－T 改变。

西医诊断：冠心病，心绞痛。

中医诊断：胸痹。

辨证：痰浊壅塞。

治法：通阳泄浊，豁痰开窍。

方药：半夏 15g，厚朴 10g，苏梗 30g，薤白 30g，茯苓 30g，干姜 10g，砂仁 10g，连翘 15g，柴胡 15g，瓜蒌 30g，郁金 10g，吴茱萸 6g，枳壳 15g，桂枝 20g，石斛 30g，炙枇杷叶 30g，炙甘草 10g，生姜 3 片，大枣 6 个。

6 剂，水煎服，每日 1 剂。

复诊：服药后症状减轻。

瓜蒌 30g，郁金 15g，柴胡 15g，茯苓 30g，薤白 30g，炒枳壳 30g，桂枝 20g，清半夏 15g，降香 10g，石斛 30g，麦冬 10g，莲心 6g，节菖蒲 6g，炒山栀 15g，炒白芍 30g，合欢花 45g，炙甘草 6g。

10 剂，水煎服，每日 1 剂。

按语：胸痹是中医临床常见病、多发病，以胸部憋闷、疼痛，甚则胸痛彻背、短气、喘息不得卧等为主要表现的病证，轻者仅感胸闷如窒，呼吸欠畅，重者则有胸痛，严重者心痛彻背，背痛彻心。现代中西医家常把胸痹作冠心病、心绞痛论治，主要包括心血管动脉硬化后出现的供血不足而引发的心绞痛及心血管神经官能症、胸骨关节炎、肋间神经痛等。多因素体阳虚，感受寒邪，寒凝心脉；或忧思恼怒，肝郁气滞，瘀血内阻；或饮食失节，损伤脾胃，聚湿生痰，闭阻心脉；或劳倦伤脾，生化无源，气血不足，心失所养；或久病不愈，房劳伤肾，进而损及心之阴阳等引起。痹者，闭也，即胸中阳气不宣通，气血不宣畅，痰浊壅塞或寒凝气滞，治疗以温阳化浊、疏肝理气、化瘀通络为法。

第六节 胃 痛

胃痛，又称胃脘痛，以上腹胃脘部近心窝处经常发生疼痛为主症。痛时可以牵连胁背，或兼见胸脘痞闷，恶心呕吐，纳差，嘈杂，嗳气，或吐酸，或吐清水，大便溏薄或秘结，甚至呕血、便血等。

古籍中常与心痛相混，如《素问·六元正纪大论》说："木郁之发，民病胃脘当心而痛。"《灵枢·邪气脏腑病形》篇指出："胃病者，腹腹胀，胃脘当心而痛。"《外台秘要·心痛方》说："足阳明为胃之经，气虚逆乘心而痛，其状腹胀，归于心而痛甚，谓之胃心痛也。"这里的心痛都是指胃脘痛。《伤寒论》中所谓的心下痞、按之濡，或心下痞、按之痛等，实皆指胃部而言。古代有九种心痛之说，亦多指胃痛而言。因此，古代多把属于胃脘痛的心痛和属于心经本身病变的心痛混为一谈。后世医家，根据各自的实践经验，对胃痛与心痛，有了明确的区分。《证治准绳·心痛胃脘痛》曰："或问丹溪言痛即胃脘痛然乎？曰心与胃各一脏，其病形不同，因胃脘痛处在心下，故有当心而痛之名，岂胃脘痛即心痛者哉？"《医学正传·胃脘痛》也说："古方九种心痛……详其所由，皆在胃脘，而实不在于心也。"就是很好的说明。

胃为五脏六腑之大源，主受纳腐熟水谷，外感风寒、饮食不节等原因，引起胃受纳腐熟功能失常，胃失和降，而发生疼痛。若寒客胃中，则气机受阻而为痛。或暴饮多食，胃之受纳过量，纳谷不下，腐熟不及，食谷停滞而痛。或饮酒过度，嗜食肥甘辛辣之品，则易耗损胃阴。或过食生冷，寒凉药物，则易耗伤中阳。日积月累，则胃之阴阳失调，而出现偏性，产生偏寒偏热或寒热错杂的胃痛证。肝与胃是木土乘克的关系，若忧思恼怒，气郁伤肝，肝气横逆，势必克脾犯胃，致气机阻滞，胃失和降而为痛。如肝气久郁，既可出现化火伤阴，又能导致瘀血内结，病情至此，则胃痛加重，每每缠绵难愈。脾与胃同居腹内，以膜相连，一脏一腑，互为表里，共主升降，故胃病多涉及脾，脾病亦可涉及胃。若禀赋不足，后天失调，或饥饱失常，劳倦过度，以及久病正虚不复等，均能引起脾胃虚弱而为胃痛。脾阳不足，则寒自内生，致胃失温养，而成虚寒胃痛；如脾润不及，或胃燥太过，致胃失濡养，而成阴虚胃痛。阳虚寒化，则血行不畅，涩而成瘀；阴虚热化，则灼伤胃络而溢血。因而胃痛出血的病理机转，应分寒热两端。

病因单一出现者有之，合并出现者亦有之。单一出现者，其病理变化与临床证候比较单纯，故易治；而合并出现者，其病理变化与临床证候比较复杂，故难治。肝与胃木土相克，胃与脾表里相关，故胃痛与肝脾的关系最为密切。且肝脾为藏血统血之脏，而胃为多气多血之腑，胃痛初起，多在气分，迁延日久，则深入血分，所以久痛胃络受伤，则多见呕血或便黑等证。气病较轻，血病较重。胃痛的病因虽有种种不同，但其发病机理确有共同之处，即所谓"不通则痛"，有寒凝而痛、食积而痛、气滞而痛、火郁而痛、血瘀而痛、阳虚胃失温养而痛、阴虚胃失濡养而痛等。其因虽各不同，而其"不通而痛"则是一致的。但在痛的程度上又各有特征和差异，临床是不难分辨的。必须注意，"不荣则痛"中，亦存在"不通"的情况。

治疗当以理气和胃止痛为主，再须审证求因，辨证施治。邪盛以祛邪为急，正虚以养正为先。虚实夹杂者，则又当邪正兼顾。古虽有"通则不痛"的治疗原则，但决不能局限于狭义的"通"之一法，要从广义的角度去理解和运用"通"法。如属于胃寒者，散寒即所以通；属于食停者，消食即所以通；

属于气滞者,理气即所以通;属于热郁者,泄热即所以通;属于血瘀者,化瘀即所以通;属于阴虚者,益胃养阴即所以通;属于阳弱者,温运脾阳即所以通。只有结合具体病机采取相应治法,使之丝丝入扣,才谓善用"通"法。

临床所见胃痛多为久病,胃痛初起即来求治中医的鲜见,多为已经西医或自服药物治疗后,疗效不佳的胃痛患者,这也是目前中医治疗此类疾病的真实情况。此类患者病机复杂,由于胃痛日久,反复发作,迁延不愈,此时正气已伤,或脾胃虚弱,或脾阳受损,或胃阴不足,或气滞血瘀等,常因新感外邪而发作或加重,数证相兼,此时病机错综复杂。虚寒、阴虚、湿热、气滞、血瘀、积滞等相兼,这为临床辨证增加了难度。针对这样的复杂病证,根据脾升胃降、六腑以通为用、胃以降为顺的特点,化繁为简,治疗无外"通""补"两条,"通"即理气、化瘀、消食、清热、祛湿等,"补"即健脾、益胃、温肾等,或单用或并施,抓住主证遣方用药,还要根据患者病情变化及时调整。我习用加味建中汤、柴胡疏肝散、平胃散、保和汤、泻心汤、丹参饮等方加减化裁辨证治疗。

病案 1

许某,女,38 岁,2015 年 1 月 5 日初诊。

主诉:脘腹胀痛 10 年。

现病史:患者 10 年来胃脘胀痛反复发作,时轻时重,每于生气、饮食不当、受凉时加重。曾做胃镜示慢性非萎缩性胃炎。现症见:脘腹胀痛、堵闷,于餐后或生气时加重,嗳气,面色少华,神疲乏力,偶有心悸,善太息,足底冷凉,纳少,寐差,大便 3 日一行,黏腻不爽,月经周期规律,带经 5 天,量可,色暗红,末次月经 12 月 6 日,带下量多色黄,气秽。舌红,苔黄厚少津,脉弦。

西医诊断:慢性胃炎。

中医诊断：胃痛。

辨证：肝郁脾虚，胃失和降，湿浊蕴结。

治法：疏肝运脾，和胃祛湿。

方药：柴胡15g，枳壳30g，香附30g，川芎6g，陈皮10g，炒白芍15g，苍术30g，厚朴15g，佛手20g，香橼20g，丹参30g，砂仁10g，茵陈30g，莪术30g，郁金10g，合欢花30g，炙甘草6g。

7剂，每日1剂，水煎，分3次饭后1小时服用。

忌生冷、腥辣、油腻、甜食、玉米、红薯、小米粥、豆浆、纯牛奶等。注意保暖，勿气恼，怡情志。

二诊：药后胃脘胀痛、堵闷减轻，嗳气渐少，神疲乏力缓解，心悸未作，寐差改善，大便改善不明显，经带同前。舌红苔黄，脉弦。

服药后患者症状明显缓解，药中病机，宗前法，方药略做调整，去郁金、茵陈，加茯苓15g，火麻仁15g。再进中药14剂，煎服法及注意事项同前。

三诊：服药后诸症大减，胃脘胀满偶作，精力体力恢复，寐差转安，纳可，大便转调，经期将近，病情缓解，方药略做调整。

柴胡10g，枳壳30g，香附30g，川芎10g，陈皮10g，炒白芍30g，当归10g，苍术15g，厚朴15g，佛手10g，香橼10g，丹参30g，益母草30g，薄荷10g（后下），茯苓15g，白术15g，火麻仁15g，炙甘草6g，生姜3片，大枣3个。

7剂，水煎服。

四诊：本周诸症未作，纳可，寐安，便调。处二诊方药7剂，每两日1剂，善后，注意事项同前。

按语：本案患者胃病日久，肝郁、脾虚、湿浊、血瘀、气血不足等并见，中焦气机失调，胃失和降，受纳腐熟水谷功能失常，迁延日久，当以重剂治之，方用柴胡疏肝散合平胃散、丹参饮加减化裁。诸法并用，疏肝化瘀，运脾和胃，祛湿化浊。

病案2

王某，女，69岁，2015年3月6初诊。

主诉：胃胀嗳气4~5年，加重3天。

现病史：患者胃胀嗳气4~5年，加重3天。胸骨后烧灼感，反酸，隐痛，恶心呕吐，口干苦。尿频，夜尿2~3次。腰膝酸软，自汗盗汗，心悸气短，纳呆寐差，便调。舌红，苔黄干，脉弦细。

体格检查：剑突下压痛，墨菲征阳性。

辅助检查：胃镜检查：浅表性胃炎，反流性食管炎，Hp（+）。腹部超声检查：肝囊肿，肝内高回声（4.0cm×3.4cm）（血管瘤可能），胆囊壁粗糙，胆囊内壁高回声（息肉?）。

西医诊断：慢性浅表性胃炎；反流性食管炎；肝囊肿；肝血管瘤；胆囊炎；胆囊息肉?

中医诊断：胃痛。

辨证：肝气犯胃，胆经湿热。

治法：疏肝和胃，兼清利肝胆湿热。

方药：柴胡30g，黄芩10g，清半夏15g，炒山栀30g，连翘30g，茵陈30g，炒枳壳15g，砂仁10g，煅牡蛎30g（先煎），熟军30g，石斛30g，炙枇杷叶30g，炒枣仁30g，焦榔片30g，草豆蔻10g，炙甘草6g。

7剂，水煎服，每日1剂。忌生冷、腥辣。

二诊：胃脘不舒较前好转。

方药：炒白芍30g，干姜10g，桂枝20g，砂仁10g，吴茱萸6g，黄连10g，熟军30g，焦榔片45g，黄芩10g，茵陈30g，煅牡蛎 30g（先下），连翘 30g，良姜 10g，清半夏 15g，炙枇杷叶 45g，莪术 30g，草豆蔻 10g，蒲公英 30g，炙甘草 6g。

7 剂，水煎服，每日 1 剂。忌生冷、甜食、腥辣。

三诊：胃痛较前明显减轻，右胁胀痛。

方药：柴胡 30g，枳壳 15g，香附 10g，川芎 6g，陈皮 10g，炒白芍 15g，茵陈 30g，金钱草 30g，莪术 30g，焦槟片 45g，青皮 10g，通草 6g，连翘 15g，滑石 30g（包煎），炙甘草 6g。

7 剂，水煎服，每日 1 剂。忌生冷、甜食、腥辣。

四诊：药后症状减轻，现有时胃胀痛，恶心欲呕。

方药：黄连 10g，清半夏 20g，瓜蒌 30g，焦槟片 30g，沉香 6g，莪术 30g。

6 剂，水煎服，每日 1 剂。忌生冷、甜食、腥辣。

按语：胃痛的病位在胃，但与肝胆关系密切。肝属木，为刚脏，喜条达，主疏泄。或肝气横逆，木旺乘土，或中土壅滞，木郁不达，或肝火亢炽，迫灼胃阴，或肝血瘀阻，胃失滋荣，都可引起胃病。患者平素忧思恼怒，情志不畅，肝郁气滞，疏泄失职，横逆犯胃，气机阻滞，因而疼痛。郁热日久，迫灼肝胃之阴，导致胃阴亏虚，胃失濡养，经久不愈。治疗此类肝气犯胃引起的胃脘不舒，历代常施以加味逍遥散合柴胡疏肝散、清胃散，余常以柴平汤治疗。本患者胆囊壁粗糙，加之口干苦，故酌加清利胆经湿热的茵陈、金钱草、滑石。胸骨后及咽部烧灼不舒，多为胆汁反流所致，常以小陷胸汤宽胸散结，清热化痰，效果较好。

"二阳之病发心脾""肝气犯胃（脾）""气有余便是火"等均说明情志不遂可以引发慢性胃炎、胆囊炎等。临床表现比较复杂，肝气犯胃、肝胃不和化火、肝胃阴虚证均较常见，其表现既有肝不和又有肝火上炎的症状，或因脾虚导致的湿阻气机的见症，治疗上应遵循吾师路志正的祛湿思想，持中央，运四旁，顾升降等，又遵循刘渡舟前辈的滋肝胃之阴法则治疗，机圆法活，方能取效。

病案3

胡某，女，19 岁，2014 年 9 月 21 日初诊。

主诉：胃脘痛 3~4 年，加重 20 余日。

现病史：患者胃脘痛 3~4 年，加重 20 余日。胃脘烧灼感，反酸，嗳气，口干苦，乏神，后背有拳头大小的面积阵发麻木。经带如常，纳可寐安，便调，舌红苔黄，脉弦。

体格检查：剑突下压痛，余未见异常。

辅助检查：上消化道造影考虑为胃炎。

西医诊断：慢性浅表性胃炎。

中医诊断：胃痛。

辨证：脾胃虚寒。

治法：温胃散寒。

方药：炒白芍 30g，干姜 10g，桂枝 20g，连翘 30g，砂仁 10g，白芷 30g，升麻 30g，川芎 10g，黄芩 10g，黄连 10g，良姜 10g，木香 30g，茯苓 30g，川椒 6g，吴茱萸 6g，炙甘草 6g，鲜姜 3 片，大枣 2 个。

7 剂，水煎服，每日 1 剂。忌生冷、腥辣、甜食。

二诊：胃脘不舒好转，现月经逾期 9 天未至，脐左侧肠鸣，胀闷，排气后觉舒。

方药：炒白芍 30g，干姜 10g，桂枝 10g，吴茱萸 6g，砂仁 10g，良姜 6g，川椒 6g，连翘 15g，黄芩 10g，木香 30g，白芷 15g，败酱草 30g，熟军 30g，焦槟片 30g，莪术 15g，炙甘草 6g，鲜姜 6 片，大枣 3 个。

5 剂，水煎服，每日 1 剂。忌生冷、甜食、腥辣。

三诊：月经逾期 14 天未至，脘腹不舒好转。

方药：柴胡 15g，枳壳 15g，香附 30g，川芎 6g，陈皮 10g，草豆蔻 10g，白芷 15g，丹参 30g，香橼 20g，清半夏 15g，砂仁 10g，石斛 30g，连翘 10g，苏梗 30g，炙甘草 6g，鲜姜 3 片，大枣 3 个。

7 剂，水煎服，每日 1 剂。忌生冷、甜食、腥辣。

四诊：服药第二天行经，现感冒 3 天，咽喉黏腻，咳吐白痰，鼻塞流涕。

方药：陈皮 10g，清半夏 10g，茯苓 30g，泽泻 10g，砂仁 10g，丹参 30g，苏子 30g，柴胡 10g，炙枇杷叶 30g，苏梗 30g，连翘 10g，辛夷 4g，升麻 30g，白芷 10g，鲜姜 3 片，大枣 3 个。

7 剂，水煎服，每日 1 剂。忌生冷、甜食、腥辣。

五诊：胃脘不舒诸症好转，咽痒即咳。

方药：陈皮 10g，清半夏 10g，茯苓 30g，枳壳 10g，连翘 15g，黄芩 10g，前胡 20g，红花 15g，蝉衣 10g，丹皮 10g，川芎 6g，黄精 10g，杏仁 10g，生甘草 6g。

10 剂，水煎服，每日 1 剂。忌生冷、甜食、腥辣。

按语： "二阳之病发心脾"，脾胃病与心及思虑的关系密切。胃病患者常源于学生时代学习压力大，思虑多，饮食不规律。本患者也是如此。胃喜润恶燥，喜通恶滞，喜降恶升。用凉润通降之法，加以辨证，因证择药。清胃热药多选生石膏、黄连、黄芩、连翘、栀子、蒲公英、败酱草等，润胃药多选石斛、黄精、白芍等，通络止痛药多选五灵脂、蒲黄、延胡索、熟军等。胃病的发生发展，初期以胃腑郁热为主，中后期以气滞血瘀、胃阴不足为主。治疗时切不可拘泥于患病时间，当以临床表现作为辨证依据，大凡胃热，都因胃虚寒，腐熟能力下降，食积化热所致，故胃腑为寒热错杂、虚实兼夹之腑，虚寒为本，实热为标，而标本又可相互转化，相互兼夹。常以加味建中汤作为基础方，加入凉润通降之药。

病案4

解某，男，51岁，2012年11月16日初诊。

主诉：胃胀痛10多天。

现病史：既往有胃胀痛病史，服柴胡疏肝散后好转。近日因生气后胃胀痛，胸下堵闷，长出气后舒适。纳少，眠可，大便少，2~3天一行，不干，舌淡红，苔薄白，脉弦。

既往史：胃炎病史10余年。

西医诊断：慢性胃炎。

中医诊断：胃痛。

辨证：肝胃气滞。

治法：疏肝行气，和胃止痛。

处方：柴胡10g，香附15g，川芎6g，枳壳15g，薤白30g，陈皮10g，炒白芍10g，炙甘草10g，焦山楂10g，桂枝10g，焦神曲10g，焦麦芽10g，广木香6g，石斛30g，生姜3片，大枣5个。

7剂，水煎服，每日1剂。嘱忌生冷、气恼。

二诊：服药后胃胀痛减轻，仍胸中堵闷，善太息，纳渐增，眠尚安，大便2~3天一行，不干，舌淡红，苔薄白，脉弦。

方药：柴胡10g，香附15g，川芎6g，枳壳15g，陈皮10g，白芍10g，炙甘草10g，桂枝10g，当归10g，白术15g，茯苓15g，薄荷10g（后下），石斛20g，全瓜蒌30g，薤白30g，枳实15g。

7剂，水煎服，每日1剂。嘱忌生冷、气恼。

三诊：服药后胃胀痛消失，仍胸闷，畏寒，纳转佳，眠安。大便1~2天一行，不干，无其他不适。心电图提示：预激综合征。舌淡红，苔薄白，脉弦。

方药：丹参 60g，砂仁 10g（打），瓜蒌 30g，薤白 30g，桂枝 30g，半夏 10g，枳实 15g，柴胡 10g，当归 10g，白芍 10g，白术 15g，茯苓 15g，炙甘草 20g，延胡索 30g（打）。

5 剂。水煎服，每日 1 剂。禁忌同前。

四诊：上方服后胸闷明显好转，胃胀痛未作，纳佳，眠安，大便每日 1 次，不干，仍畏寒。舌淡红，苔白，脉细。

方药：附子 10g（先煎），炙甘草 10g，干姜 15g，瓜蒌 30g，薤白 30g，枳实 10g，柴胡 10g，当归 10g，白芍 10g，白术 15g，茯苓 15g，薄荷 10g（后下），丹参 60g，焦山楂 10g，鸡内金 10g，延胡索 30g（打）。

7 剂，水煎服，每日 1 剂。禁忌同前。

五诊：诸症均减轻，纳可，眠安，二便调，舌暗红，苔薄白，脉细。继用四诊方 14 剂。

按语：胃痛临床上很少见单一证型，而是虚实并见，寒热错杂，在处方用药时，应审证求因，灵活掌握运用，这样对胃痛的治疗，才可获得预期疗效。本案患者病情日久，性格内向，不善表达，易生闷气，又有明确的诱因，每因情绪致使肝气犯胃，而致胃痛发作。病情相对简单，取效较快。柴胡疏肝散亦属和解剂，是治疗肝胃不和的常用有效方药。

第七节　消渴病

消渴病主要指代现代医学的糖尿病。消渴之名，首见于《内经》，根据发病因素及临床表现的不同而有"消瘅""消渴""肺消""膈消""消中"等名称的记载。

历代医家，在《内经》的基础上，对本病研究又有进展。《金匮要略》立消渴专篇，提出三消症状及治疗方药。《外台秘要·消中消渴肾消》篇引《古今录验》说："渴而饮水多，小便数，有脂，似麸片甜者，皆是消渴病也。"又说："每发即小便至甜"，"焦枯消瘦"。《卫生宝鉴》说："夫消渴者……小便频数，其色如浓油，上有浮膜，味甘甜如蜜。"对于消渴的临床特点已有进一步的认识。《诸病源候论·消渴候》说："其病变多发痈疽。"《圣济总录·消渴门》也指出："消渴者……久不治，则经络壅涩，留于肌肉，变为痈疽。"《宣明论方·消渴总论》篇说：消渴一证，"可变为雀目或内障"。《儒门事亲·刘河间三消论》篇说："夫消渴者，多变聋盲、疮癣、痤痱之类"，"或蒸热虚汗，肺痿劳嗽"。说明古代医家，对消渴的兼证，早已有比较深刻的认识。

本病虽有上、中、下三消之分，实际上往往同时存在，仅表现程度上有轻重的不同。关于治法，《医学心悟·三消》篇说："治上消者宜润其肺，兼清其胃"，"治中消者，宜清其胃，兼滋其肾"，"治下消者，宜滋其肾，兼补其肺"。可谓深得治疗消渴之大旨。大体本证初起，多属燥热为主，病程较长者，则阴虚与燥热互见，病久则阴虚为主。治疗上，无论上、中、下三消，均应立足滋肾养阴，燥热较甚时，可佐以清热，下消病久，阴损及阳者宜阴阳并补。由于消渴多见阴虚燥热，常能引起血瘀，则可在以上各法中，适当佐以活血化瘀之品。

随着时代变迁，生活方式改变，糖尿病的发病率不断升高，并且有着年轻化的趋势，30 岁左右的 2 型糖尿病患者在临床上屡见不鲜。由于口服降糖药及胰岛素的应用，患者血糖控制在正常范围，消渴病的典型症状已很少见。并且部分患者因体检发现糖尿病，而尚未出现临床症状，这给临床辨证带来了非常大的困扰。经过多年临证探索，我认为此类患者虽未见三消之症状，但其停药后血糖仍会异常升高，这提示疾病仍在，未被治愈，故其病机未变，仅是隐而未现，其核心仍为阴虚为本，燥热为标，并且阴虚是核心，主张肺、脾胃、肝肾同治，养阴扶正为主。本着这个治疗原则并结合临床经验，我在《医略六书》二冬二地汤、六味地黄丸的基础上，创制二冬二地补阴汤，在临床上辨证加减应用本方，取得不错效果。对于经体检发现的患者，因此类患者病情较轻，机体损伤较小，提前用药，可截断病情进展，防止并发症的出现，甚至部分患者可以达到临床治愈。本病患者由于脾虚运化无力，机体失于濡养，肾虚则各脏失于温煦，脏腑功能不足，均可导致全身各系统、器官的生理功能障碍，久则气血必运行乏力，气机郁滞，而成痰、成瘀。加之本病患者常喜食肥甘之物，也易致痰湿内生。痰湿、瘀血一旦形成，进一步阻碍气机的通畅，逐渐形成一种恶性病机循环，病情迁延不愈，变症多端。所以在补阴的同时还要壮腰膝、强筋骨、利血脉。

病案 1

韩某，男，71 岁，2013 年 4 月 9 日初诊。

患糖尿病 24 年，出现糖尿病肾病 2 年。刻下：双下肢水肿，乏力，纳呆，厌油腻，眠安，便调。舌淡红，苔薄黄，脉弦硬。

辨证：阴虚内热，兼脾肾不足，水液代谢失调。

治法：滋阴清热，健脾补肾，利水。

方药：生地黄 30g，熟地黄 30g，天冬 10g，麦冬 10g，茯苓 30g，泽泻 10g，丹皮 10g，怀牛膝 30g，车前子 60g（包煎），白芍 15g，炒槐花 5g，益母草 60g，地龙 15g，丹参 30g，熟军 30g，茵陈 30g，草豆蔻 10g（打）。

7 剂，水煎服，每日 1 剂。忌生冷、腥辣，控制主食及含蛋白高的食物。

按语： 方中二地、二冬、白芍滋阴填精以顾本，茯苓、泽泻、车前、牛膝合二地健脾补肾利水，益母草活血利水消肿，与地龙、丹参相配利血脉、通经络，丹皮、槐花、茵陈、熟军清热，草豆蔻化湿防腻。全方共凑滋阴清热、健脾补肾、利水消肿之功。

病案2

刘某，男，31岁，2018年7月9日初诊。

患者体检发现血糖升高，后于专科门诊诊为2型糖尿病。平素饮酒较多，作息不规律，形体肥胖，偶有乏力、胃胀，偶有无名之火，无其他明显不适症状，纳可，二便调，寐安，舌淡红，苔薄黄，脉滑。空腹血糖7.9mmol/L，甘油三酯2.13mmol/L，B超提示轻度脂肪肝。

西医诊断：2型糖尿病，高脂血症。

中医诊断：消渴。

辨证：阴虚有热，脾胃不和。

治法：滋阴清热，健脾和胃。

方药：生地黄30g，熟地黄30g，天冬10g，麦冬10g，茯苓30g，泽泻10g，丹皮10g，生山药30g，山萸肉30g，黄精15g，苍术10g，砂仁6g，石斛15g，枳椇子15g，怀牛膝15g。

7剂，水煎服，每日1剂。忌生冷、腥辣，控制主食，戒酒，规律作息，增加运动。

二诊：服药后，自觉精力充沛，纳可，便调，寐安，舌淡红，苔薄黄，脉滑。原方再进14剂。

三诊：患者状态良好，空腹血糖7.4mmol/L。药中病机，方药略做调整，去枳椇子，加葛根15g，再进14剂。

按语： 患者年轻，经体检发现消渴病，没有出现典型的消渴症状，脏腑损伤较轻，及时就诊，以二冬二地汤加味治疗，同补肺、脾胃、肝肾之阴，一为治已伤之脏腑，一为强未伤之脏腑，防病加重，以免变生它症。以苍术燥湿健脾，砂仁芳香醒脾，助脾运化，防滋阴药伤正，蕴治未病思想于方中，并嘱患者改善不良的生活习惯，配合治疗，以期达到满意的疗效。

第八节 泄 泻

泄泻，是指排便次数增多，粪便稀薄，甚至泻出如水样而言。前贤以大便溏薄而势缓者为泄，大便清稀如水而直下者为泻。本病一年四季均可发生，但以夏秋两季为多见。

历代医书中，对本病的脉、因、证、治都有较详细的记载。《素问·阴阳应象大论》说："清气在下，则生飧泄。""春伤于风，夏生飧泄。"《素问·举痛论》指出："寒邪客于小肠，小肠不得成聚，故后泄腹痛矣。"《灵枢·师传》说："胃中寒，则腹胀，肠中寒，则肠鸣飧泄，胃中寒，肠中热，则胀而且泄。"《素问·至真要大论》说："暴注下迫，皆属于热……澄彻清冷，皆属于寒。"以上都说明了温、热、寒、风皆能引起泄泻。《景岳全书·泄泻》说："泄泻……或为饮食所伤，或为时邪所犯……因食生冷寒滞者。"《张聿青医案·泄泻》指出："上则嗳噫，下则便泄，厥气不和，克制脾土。"说明本证的发生，主要由于正气内虚、感受外邪、饮食不节及七情不和，损伤脾胃所致。

脾虚湿盛是导致本证发生的重要因素。外因与湿邪关系最大。湿邪侵入，损伤脾胃，运化失常，所谓"湿胜则濡泄"。内因则与脾虚关系最为密切。脾虚失运，水谷不化精微，湿浊内生，混杂而下，发生泄泻。《景岳全书·泄泻》云："泄泻之本，无不由于脾胃。"肝肾所引起的泄泻，也多在脾虚的基础上产生的。脾虚失运，可造成湿盛，而湿盛又可影响脾的运化，故脾虚与湿盛是互相影响、互为因果的。

在辨证时，首先应区别寒、热、虚、实。一般而言，大便清稀，完谷不化，多属寒证；大便色黄褐而臭，泻下急迫，肛门灼热，多属热证；泻下腹痛，痛势急迫拒按，泻后痛减，多属实证；病程较长，腹痛不甚，喜温喜按，神疲肢冷，多属虚证。但病变过程较为复杂，往往出现虚实兼夹，寒热互见，故而辨证时，应全面分析。在治法上，《医宗必读》提出治泻九法，即淡渗、升提、清凉、疏利、甘缓、酸收、燥脾、温肾、固涩，在治法上有了较大的发展。

脾虚湿盛为本病的基本病机，湿是本病的核心，无湿不作泻。湿邪可由外而入，亦可由内而生，尤其是当今，由于时代变迁，生活方式改变，贪凉饮冷，过食肥甘酒酪，劳逸失调，作息颠倒，损伤脾胃，耗散阳气，使湿邪致病更甚。所以在辨证论治的基础上，加强针对湿邪的治疗非常关键。

老人及小儿的泄泻治疗有其特殊性。老年人泄泻，已有元气不足，元阳不振，正气虚弱，虽有湿邪，治疗时亦应该扶正达邪，不可一味祛邪，致正气更伤，犯虚虚之戒，使邪气流连。小儿脏腑娇嫩，形气未充，为稚阴稚阳之体，用药宜轻灵。脾常不足，易感外邪，或喂养不当，而致脾胃损伤，脾失健运则湿从内生，易于泄泻，多用四味止泻汤。此方是师承之方，其中苍术燥湿健脾，祛风除湿，散寒解表，为君药。《本草求原》载苍术可"止水泻飧泄，伤食暑泻"。车前子利水湿，分清浊而止泻。《滇南本草》云："消上焦火热，止水泻。"《本草纲目》曰："止暑湿泻痢。"滑石利水通淋，祛湿。《本草衍义补遗》言其"燥湿，分水道，实大肠，化食毒，行积滞，逐凝血，解燥渴，补脾胃，降心火之要药"。二药共为臣药，利小便以实大便。木通利水，以为佐。四药合用，脾健湿去泻自止。

病案 1

朱某，男，72 岁，2012 年 8 月 9 日初诊。

主诉：腹泻 1 个月。

现病史：1 个月前，患者外出参加宴会后出现腹泻，开始每日 10 余次，稀水样。曾服参苓白术丸、四神丸治疗，症状稍缓解。现在仍腹泻，每日 1~3 次，每天早晨 3~5 点发作，便前肠鸣，便后腹部隐痛，甚则大便呈水样，上午重，下午轻。纳可，眠安，舌暗红，苔薄白，脉弦略大。

既往史：3 年前有胃大部切除史。2012 年 7 月胃镜检查示反流性食管炎、残胃炎、胃溃疡，平素有胃痛、反酸症状。

辨证：脾肾虚寒，湿热内蕴。

治法：温肾暖脾，佐以清大肠湿热。

方药：连理汤合四味止泻汤。

黑附子 6g（先煎），干姜 10g，红参 10g（先煎），炒白术 15g，黄连 15g（打），川木通 5g，苍术 30g，车前子 30g（包煎），滑石 60g（包煎），炙甘草 6g，砂仁 10g（打），吴茱萸 6g。

3 剂，每日 1 剂，水煎服，每日服 3 次，饭前半小时服。忌食生冷、油腻、腥辣、甜食、豆制品。

8 月 12 日二诊：服药后，腹泻、腹痛等症状大减，药中病机，原方再进 3 剂，煎服法、注意事项同前。

8 月 15 日三诊：已服连理汤合四味止泻汤 6 剂，症状基本缓解，现便调，精力增加，纳增，无不适。予乌梅丸合右归丸化裁善后调理。

按语：患者素体脾胃虚弱，为寒热错杂、虚实兼夹之体，现又逢暑湿季节，空调开放，伤于生冷、寒湿，证属肾虚胃寒。病程迁延月余，寒湿转热。故治宜温肾暖脾和胃以祛寒湿，佐以清大肠湿热，方选连理汤合四味止泻汤加减。药后症状消失，改用乌梅丸合右归丸化裁调理善后治其本。

四味止泻汤为启蒙老师陈子兰先生的常用方，药物组成木通、苍术、车前子、滑石，功用燥湿祛湿止利，因"无湿不成利"，故习用之。连理汤（《证治要诀类方》）组成为理中汤加黄连、茯苓，汪昂《医方集解》方歌：连理汤方即理中，黄连更与茯苓充，外伤盛暑内生冷，泻而作渴可为功。《症因脉治》中连理汤组成为理中汤加黄连。二方组成略有差异，主治相同，均治疗脾胃虚寒，湿热内蕴，寒热相搏，升降失常所导致的呕吐酸水、泄泻、口糜、腹胀。方中黄连助四味止泻汤清热利湿止泻以治其标，理中汤温暖脾肾以顾其本，药证相应，效若桴鼓。该患者若在起病之初即能扶阳固本，祛邪外出，就不会使病程迁延！因此老年泄泻尤其是久泻定要注意扶阳固本，扶正达邪。

病案 2

宋某，男，1 岁，2012 年 10 月 31 日初诊。

主诉：恶心、呕吐、腹泻 1 天。

现病史：患者昨日起恶心、呕吐、腹泻，家长代诉今晨腹泻 40 分钟，大便臭秽，平素纳少，寐安，自汗，现在食用奶粉及辅食。

体格检查：腹部按之温暖濡软，无腹胀。

辅助检查：大便常规检查：白细胞 3～5/HP，见大量脂肪颗粒。

中医诊断：小儿泄泻（湿热阻滞）。

西医诊断：小儿秋季腹泻？

治法：清热利湿止泻。

方药：木通 3g，滑石 6g（包煎），苍术 6g，车前子 6g（包煎），黄连 3g（打），焦楂 6g。

2 剂，水煎服，每日 1 剂，分 5～6 次温服，注意保暖。

电话追踪，药后腹泻止，后续以饮食调养。

按语：小儿脏腑娇嫩，脾常不足，易感外邪，或喂养不当而致脾胃损伤，脾失健运则湿从内生，易于泄泻。"四味止泻汤"为吾启蒙老师的像金子一样珍贵的方药，是根据"无湿不成利"的理论，在自己数十年的临床经验中创制的，我承师衣钵，每遇小儿泄泻必择而用之，随症加减，可治疗各类型腹泻。如：粪便酸臭或如败卵，嗳气酸馊，不思乳食，属伤食泻者，可加焦山楂或莱菔子以消食化积；泄泻清稀，多泡沫，臭气不甚，属风寒泻者，可加藿香、苏叶，疏风散寒，理气化湿；泻下稀薄，或如水注，粪色深黄而臭，属湿热泻者，可加黄连清胃肠内蕴之热；大便稀溏，食后作泻，色淡不臭，时轻时重，带有奶瓣或不消化食物残渣，属脾虚泻者，可加白术、山药健脾祛湿。本案患儿年仅1岁，脏气清灵，易趋康复，方中药仅6味，剂量很轻，但是药力专一，取效甚捷。苍术既能健脾，又能助脾运化，脾气健运则水湿自除；滑石、车前子、木通清热利湿止泻；黄连厚肠胃，苦味健胃，燥湿清热；焦山楂消食化积。全方配伍，使病邪去，疾病很快康复。

第九节 尿 血

凡血液不循常道，或上溢于口鼻诸窍，或下泄于前后二阴，或渗出于肌肤所形成的疾患，统称为血证。小便中混有血液甚至血块的病证称为尿血。随出血量多少的不同，而使小便呈淡红色、鲜红色，或茶褐色。

尿血的病位在肾及膀胱。其主要的病机是热伤脉络及脾肾不固，而热伤脉络之中又有实热和虚热之分，脾肾不固之中又有脾虚及肾虚之别。

病案

金某，男，13岁，2013年7月10日初诊。

主诉：血尿2天。

现病史：患者于2013年初患过敏性紫癜，后渐出现紫癜性肾炎，一直在服用激素治疗。前天运动后出现尿色深褐色，但无尿频、尿急、尿痛等症，无发热，腰酸痛，乏力，满月脸，水牛背，水桶腰，目眶黯黑，情绪不稳。正在服用北京儿童医院所开中药汤剂。纳可，眠安，便调。舌红，苔白，脉沉细数。

既往史：体健。

过敏史：对尘螨、花粉过敏。

辅助检查：尿常规检查，红细胞50~60个/HP，白细胞3~4个/高倍镜。

西医诊断：紫癜性肾炎。

中医诊断：尿血，血热证。

治法：清热凉血止血。

方药：鲜小蓟60g，每日煮水代茶饮。

2013年7月13日电话告知，血尿已止，尿转清澈。停药一天，未见反复。

按语：小蓟，出自《本草经集注》。《医学衷中参西录》云："小蓟，山东俗名姜姜菜，姜字当为蓟字之转音，奉天俗名枪刀菜，因其多刺如枪刀也。其根与茎皆可用，而根之性尤良。剖取鲜者捣烂，取其自然汁开水服之。若以入煎剂不可久煎，宜保其新鲜之性，约煎四五沸即取汤饮之。又其茎中生虫即结成疙瘩，状如小枣，其凉血之力尤胜。若取其鲜者十余枚捣烂，开水冲服，以治吐血、衄血之因热者尤效。用时宜取其生农田间嫩而白者。"小蓟味甘、微苦，性凉，归肝、脾经，可凉血止血，清热消肿，主治咳血、吐血、衄血、尿血、血淋、便血、血痢、崩中漏下、外伤出血、痈疽肿毒。用法用量：内服：煎汤，5~10g；鲜品可用30~60g，或捣汁。外用：适量，捣敷。

注意：①脾胃虚寒而无瘀滞者忌服。②《品汇精要》言忌犯铁器。③《本草经疏》言不利于胃弱泄泻及血虚极、脾胃弱不思饮食之证。④《本草汇言》言不利于气虚。现代研究表明，大鼠每天给煎剂80g/kg，灌胃，连续2周，并无明显毒性，肝、肾组织检查无特殊病理变化。

《医学衷中参西录》言：鲜小蓟根，性凉濡润，善入血分，最清血分之热，凡咳血、吐血、衄血、二便下血之因热者，服之莫不立愈。又善治肺病结核，无论何期，用之皆宜，即单用亦可奏效。并治一切疮疡肿疼，花柳毒淋，下血涩疼。盖其性不但能凉血止血，兼能活血解毒，是以有以上诸效也。其凉润之性，又善滋阴养血，治血虚发热。至女于血崩赤带，其因热者，用之亦效。

第十节 眩 晕

眩是眼花，晕是头晕，二者常同时并见，故统称为"眩晕"。轻者闭目即止，重者如坐车船，旋转不定，不能站立，或伴有恶心、呕吐、汗出，甚则昏倒等症状。本病的发生原因及其治疗，历代医籍论述颇多。其发生的病机，虽颇复杂，但归纳起来，不外风、火、痰、虚四个方面。各类眩晕，可单独出现，亦可相互并见，如肝阳上亢兼肝肾阴虚、血虚兼肝阳上亢、肝阳夹痰浊等证。在临床上以虚证或本虚标实证较为多见，须详察病情，辨证治疗。至于治法也有从本从标之异。急者多偏实，可选用息风、潜阳、清火、化痰等法以治其标为主。缓者多偏虚，当用补养气血、益肾、养肝、健脾等法以治其本为主。

眩晕的病证以虚者居多，尤其是中年以上人群，本虚标实。肝阳引起的眩晕，如肝阳亢逆，化为肝风，病情严重时可猝然晕倒，有发展为中风的可能。故及时防治眩晕，对中年以上之人，尤为重要。平时宜节肥腻酒食，忌辛辣，戒躁怒，节房事，适当增加体力活动，锻炼身体，服药调治。

病案

陈某，女，69 岁，2013 年 1 月 29 日初诊。

主诉：头晕、头痛 10 年。

现病史：头晕、头痛 10 年。以额头为重，平素心烦，心悸，头蒙不清，双下肢无力，甚则汗出，胃脘不适感，纳后加重。舌红，苔黄，脉弦。

既往史：高血压史 5～6 年，否认肝炎、结核等传染病史，无中毒史，无手术外伤史，否认输血史。

体格检查：血压 160/100mmHg。

辅助检查：头颅 CT 未见异常。

西医诊断：高血压病。

中医诊断：眩晕。

辨证：肝阳上亢证。

治法：平肝潜阳，滋养肝肾。

方药：天麻 20g，钩藤 30g（后下），生石决明 30g（先煎），山萸肉 30g，生地黄 30g，黄芩 10g，怀牛膝 10g，杜仲 30g，桑寄生 30g，夜交藤 30g，莲子心 6g，菊花 30g，生牡蛎 30g（先煎），生甘草 6g，羚羊角粉 4g（冲服）。

5 剂，水煎服，每日 1 剂。

二诊更方：清半夏 15g，白术 10g，天麻 20g，陈皮 10g，苍术 30g，香附 30g，神曲 10g，丹参 30g，干姜 10g，砂仁 10g，炒枣仁 45g，白芷 10g，川芎 6g，巴戟天 30g，郁金 10g，炙甘草 10g，鲜姜 3 片，大枣 6 个

7 剂，水煎服，每日 1 剂。

按语：眩晕是中医内科的常见病，本病多因情志、饮食所伤，以及失血、外伤、劳倦过度所致。其病位在清窍，由脑髓空虚、清窍失养，及痰火、瘀血上犯清窍所致，与肝、脾、肾

三脏功能失调有关，其发病以虚证居多。无论内伤或外感，凡打乱阴阳气血的平衡，扰动清窍、元神之府，均可致眩晕。治疗当审其所因，伏其所主，平衡阴阳气血，方能解除头晕。本病是高血压、高血脂、脑动脉硬化的常见症。其证多属本虚标实，而年轻气盛之体出现头晕，大多属外邪侵袭引起，其证属正盛邪实者多，治当辨别清楚，方能见效。临床上实证多见于眩晕发作期，以肝阳上亢、肝火上炎、痰浊上蒙、瘀血阻窍四型多见，分别以天麻钩藤汤平肝潜阳，滋养肝肾，以龙胆泻肝汤清肝泻火，清利湿热，以半夏白术天麻汤燥湿祛痰，健脾和胃，以通窍活血汤活血化瘀，通窍活络。虚证多见于缓解期，以气血亏虚、肝肾阴虚两型多见，分别以归脾汤补养气血，健运脾胃，以左归丸滋养肝肾，养阴填精。由于眩晕病理表现为虚证与实证的相互转化，或虚实夹杂，故一般急者多偏实，可选用息风潜阳、清火化痰、活血化瘀等法以治其标为主，缓者多偏虚，当用补养气血、益肾、养肝、健脾等法以治其本为主。

第十一节　心　悸

心悸包括惊悸和怔忡，是指患者自觉心中悸动、惊惕不安甚则不能自主的一种病证，临床一般多呈阵发性，每因情志波动或劳累过度而发作。且常与失眠、健忘、眩晕、耳鸣等症同时并见。心悸的病位在心，而与肝、脾、肾、肺四脏密切相关，多因体质虚弱、饮食劳倦、七情所伤、感受外邪及药食不当等，致气阴阳亏损，心神失养，心主不安，或痰、饮、火、瘀阻滞心脉，扰乱心神。

心悸主要有虚实两方面，虚实之间可以相互夹杂或转化，单一证型较少见，当分清主次，辨证治之。现代医学的心律失常、预激综合征以及心功能不全、心肌炎、低血糖、部分神经官能症等，如表现以心悸为主症者，均可参照本病证辨证论治。

病案

魏某，男，52 岁，2012 年 7 月 24 日初诊。

主诉：心悸 1 个月。

现病史：心悸 1 个月，发作时伴咳嗽，服稳心颗粒后症状减轻，早晨有痰，色白，双腿皮肤瘙痒，纳多，便调，寐安，左髋疼痛，咽干，困倦，舌红，边有齿痕，苔薄白，脉沉弦。

既往史：有甲亢病史，经治疗转为甲减，现服甲状腺素治疗。

辅助检查：心电图提示频发室早。空腹血糖正常。

西医诊断：频发室早。

中医诊断：心悸。

辨证：胸阳痹阻，脾肾不足。

治法：宣痹通阳。

方药：瓜蒌 30g，薤白 45g，桂枝 20g，炒枳壳 15g，清半夏 15g，白芷 6g，石斛 30g，苏子 30g，菟丝子 30g，川芎 6g，巴戟天 30g，炙甘草 10g。

10 剂，水煎服，每日 1 剂。忌生冷、气恼。

二诊：药后症状减轻，双腿瘙痒减轻，咽干、左髋痛未作，困倦减轻，牙龈肿痛 7 天。纳多，便调，寐安。舌淡红，苔黄，脉沉弦略缓。

方药：瓜蒌 30g，郁金 15g，节菖蒲 6g，桂枝 10g，薤白 60g，茯苓 60g，砂仁 10g（打），柴胡 10g，石斛 30g，枳壳 10g，香附 10g，川芎 6g，红花 20g，炒白芍 30g，升麻 30g，黄连 10g（打），丹皮 10g，炙甘草 6g。

10 剂，水煎服，每日 1 剂。忌生冷、辛辣。

三诊：频发室早减少，发作时咳嗽已消失，左髋疼痛及双下肢肤痒均减轻，二诊因牙痛加清胃散后，诸症复见且加重。纳可，便调，寐安，舌红，苔薄黄，脉沉弦。

方药：瓜蒌30g，郁金10g，清半夏10g，薤白30g，桂枝10g，丹参30g，檀香6g，砂仁10g（打），苏子30g，茯苓30g，川贝6g（打），丹皮10g，紫草6g，蝉衣6g，煅牡蛎30g（先煎），地龙15g，生甘草10g。

10剂，水煎服，每日1剂。忌生冷、油腻、腥辣。

四诊：室早消失，左髋疼痛消失，双下肢肤痒消失。现耳鸣，牙龈略肿，纳可，寐安，便调。舌暗红，苔薄黄少津，脉弦。

方药：知母20g，黄柏30g，生地黄30g，丹皮15g，山萸肉15g，泽泻10g，茯苓30g，怀牛膝15g，车前子30g（包煎），夏枯草30g，地肤子30g，龙胆草10g，炒山栀15g，瓜蒌30g，菊花30g。

10剂，水煎服，每日1剂。忌生冷、油腻、腥辣。

五诊：频发室早未作，上诊用知柏地黄汤加减后牙龈肿痛消失，耳鸣无变化，多梦，纳可，二便如常。舌质淡红，有齿痕，苔少，脉弦大。血压130/80mmHg。

方药：知母20g，黄柏30g，生地黄15g，丹皮15g，泽泻10g，茯苓30g，炒枣仁30g（打），川贝6g（打），苏子30g，生石膏30g（先煎），菊花30g，山萸肉10g，怀牛膝10g，麦冬10g。

7剂，水煎服，每日1剂。

按语： 本案是心悸兼有多病的案例，如兼有胸痹、怔忡、咳嗽、皮肤瘙痒等。抓住主要矛盾，胸阳不振，气血不通，主症解除后，各个击破。以随时变化的证候为依据，立法选方择药，即可收到理想的效果。方用栝楼薤白桂枝汤加减治疗，症状消失。而针对兼症将药物加减变化即可兼顾。中医讲究整体观念，在中医治疗时要从整体出发，分清主次，主症治疗后消失，兼症就上升为主症。所以在本案四诊、五诊的用药中并无宣痹通阳之品，而是随证变化方药。广安门医院赵金铎老师曾言："证变，法变，方变，有是证，就用是药"也就是此意。

第十二节 不 寐

不寐亦称失眠或不得眠、不得卧、目不瞑。失眠是临床常见症状，指睡眠时间不足，或入睡困难、眠浅、易醒、多梦等。不寐首见于《难经·第四十六难》。不寐的证情轻重不一，轻者有入寐困难，有寐而易醒，有醒后不能再寐，亦有时寐时醒等，严重者则整夜不能入寐。不寐，多为情志所伤而致，劳逸失度、久病体虚、五志过极、饮食不节等都能引起阴阳失交、阳不入阴而形成不寐。

造成失眠的原因有很多，常见的有心理生理因素、感染、中毒、药物因素、酗酒、睡眠环境不良。常见病机多为"胃不和则卧不安"和"虚劳虚烦不得眠"等。本病病位在心，但与脾、肾、肝、胆、胃等脏腑也有关。治疗时应辨别虚实。虚证多因阴血亏损、中气不足或心脾两虚所致。实证多因痰浊内阻、水气凌心、肝火、胆火、胃不和等所致。证候多见心血虚、痰热内扰、食滞、心肾不交、肝火上炎、心胆气虚、气滞血瘀等。不寐之证，虚者居多，多与情志相关，治疗除辨证用药之外，还须注意患者的精神因素，劝其解除烦恼，消除思想顾虑，避免情绪激动，戒除不良嗜好，调整作息起居。

病案1

郭某，女，50岁，2012年10月8日初诊。

主诉：失眠1个月余。

现病史：近2个月工作劳累，1个月前出现入睡困难，眠浅易醒，噩梦纷纭，同时出现胸闷、气短，深吸气时心前区刺痛，疼痛点固定无放射，上楼或走路时症状明显，已经不能工作。情绪欠平稳，急躁易怒。纳尚可，二便如常。舌暗，有瘀点，苔薄白，脉弦细。

既往史：否认高血压、冠心病及糖尿病史。

西医诊断：神经衰弱。

中医诊断：不寐。

辨证：气滞血瘀证。

治法：理气活血。

方药：拒绝汤药，要求中成药调理。给予血府逐瘀片2盒，每次6片，每日2次，口服。

二诊：眠转佳，胸闷、气短、心痛消失，情绪较前好转。舌暗，有瘀点，苔薄白，脉细。症脉均渐平，继以血府逐瘀片2盒巩固治疗。

10天后来诊除舌有瘀点外，诸症均安。

按语：本案患者情绪不稳，肝气不疏，气机郁滞，不能推动血行，闭阻心脉，出现胸闷气短，心前区刺痛；气血运行通路受阻，致使阳气至夜不能潜藏，心神不安，出现失眠多梦。病性属于实证，证属气滞血瘀。舌暗，有瘀点，脉弦细，为辨证之佐。血府逐瘀汤是王清任的五个逐瘀汤之一，广泛地应用于临床，其中不寐是本方主要治疗病种之一，《医林改错》言其效如桴鼓。

病案2

刘某，女，36岁，2012年11月21日初诊。

主诉：失眠2个月余。

现病史：2个多月前其母亲去世后出现失眠，焦虑，心神不宁。月经尚规律，末次月经10月27日，月经将至。时有腰酸，眼睛疲劳，心慌气短，纳可，大便 1～2 天一行，不干。舌淡红，边有齿痕，苔薄白，脉弦细。

西医诊断：神经衰弱。

中医诊断：不寐。

辨证：肝郁血虚，脾肾不足。

治法：疏肝养血，健脾益肾。

方药：柴胡 10g，当归 10g，炒白芍 10g，炒白术 15g，茯苓 15g，薄荷 10g（后下），炙甘草 10g，黄芩 10g，清半夏 10g，枳壳 15g，女贞子 20g，旱莲草 20g，枸杞子 30g，巴戟天 10g，杜仲 30g。

3 剂，水煎服，每日 1 剂。忌气恼。

二诊：服上方 3 剂，腰酸止，眼睛疲劳减轻，睡眠稍好，已能入睡，但是眠浅，多梦，心悸、气短已经好转。效不更方，继用原方 7 剂。煎服法及禁忌同前。

三诊：药后已能入睡，但多梦，心悸、气短消失，眼睛疲劳感消失，情绪较前平稳，心神已宁。末次月经 11 月 30 日，带经 4 天。舌脉同前。继用前方 5 剂。后改用归脾丸善后。

按语： 本案之不寐是为情志所伤，劳逸失度，引起阴阳失交，阳不入阴而形成。治疗当以疏肝健脾、养血补肾、调整阴阳为原则，方选逍遥散疏肝健脾养血，加二至丸、枸杞子、巴戟天、杜仲补肝肾、调阴阳，加用半夏、黄芩与柴胡相配，取小柴胡汤之意，调气机升降。全方相配，使升降复，阴阳调，失眠得愈。

《内经》中不寐分为两大类，有虚实两个方面。从生理上讲，心主血脉，心为血之营地，故言虚证以血虚不能奉养心神，神不守舍，心神浮散而致。而实证多由心火扰动心神而致。故治疗上即从此两个方面施治。但从临床上看，不寐是由多种病因导致，故应根据临床表现的实际情况分析，针对真正的原因所引发的证候立法施药，才可取得良好效果。

病案 3

杨某，女，27 岁，2012 年 11 月 12 日初诊。

主诉：失眠 2～3 天。

现病史：平素眠差多梦，近两三天入睡困难，一夜睡两三个小时，现头痛，眩晕。平素性格急躁，纳可。月经先期，7/25 天，量中。末次月经 11 月 7 日，开始量少，色暗，质稠，第四天色、量正常。前次月经 10 月 7 日，带经 7 天。舌红苔少，脉滑数。

既往史：有宫外孕史。

西医诊断：神经衰弱。

中医诊断：不寐。

辨证：胆火扰心证。

治法：清利肝胆，宁心安神。

方药：柴胡 10g，黄芩 15g，清半夏 10g，青蒿 15g，麦冬 15g，当归 10g，茯苓 15g，知母 30g，炒枣仁 60g（打），龙眼 30g，阿胶珠 12g，女贞子 15g，浮小麦 30g，生麦芽 10g，郁金 10g，陈皮 10g。

3 剂，水煎服，每日 1 剂。

二诊：服药 3 剂，睡眠有改善，头痛、头晕亦好转，药后便略稀，每日 2 次。舌略红，边齿痕，苔薄白，脉沉细。

11 月 12 日方去麦冬、女贞子，加菊花 30g，石斛 20g。7 剂。

三诊：夜眠好转，今晨阴道不规则出血，量不多，暗红。末次月经 11 月 7 日，11 月 17 日同房后少量出血，3 天净。妇科检查阴道内大量血迹，后穹隆触痛，右附件区压痛明显。激素六项检查提示排卵前期改变。彩超检查示内膜 0.9cm。此次阴道出血当为排卵期出血。

方药：女贞子20g，旱莲草20g，北沙参20g，白术15g，黄芩30g，熟地黄30g，山茱萸30g，丹皮10g，地骨皮15g，青蒿10g，白芍15g，仙鹤草15g，砂仁10g（打）。

7剂，水煎服，每日1剂。

按语： 本案之不寐，病程较短，诱因明确，乃因工作焦虑引起，肝胆火旺，上扰心神所致。方选蒿芩清胆汤化裁。蒿芩清胆汤是和解肝胆方药，因此本案用其加减治疗肝胆火旺、痰湿阻滞、胃肠不和的不寐证，药中病机，收到了满意效果。本方是遵照《内经》君臣佐使组方原则进行组方，配伍周密，中医药理药效逻辑性较强，肝胆火降，心神归守，夜眠自安。药证相合，取效较快。三诊时，主诉改变，夜眠已安，非经期而阴道出血，妇科检查排除宫颈病变，激素六项检查提示当时为排卵期前，乃氤氲期阴阳转化失调，而见出血，改用二至丸加味。此正是广安门医院赵金铎赵老的一句话："证变，法变，方变，药变。"

第十三节 中风后遗症

补肾通络汤为笔者悬壶五十余年的临床经验结晶，其可补肾健脑，通络荣窍，主治中风病半年以上，经中西医治疗未能恢复或恢复不满意之后遗症者。症见半身不遂，口眼㖞斜，舌强语謇或不语，偏身麻木，头晕目眩，舌质暗淡，脉弦滑硬或沉细涩，属肝肾亏虚，瘀血闭阻脑络，清窍失荣，日久不愈之症。

方中菟丝子辛甘平，补肝肾，生精益髓，健脑明目。《本草汇言》云："菟丝子补肾养肝，运脾助胃之药也，但补而不峻，温而不燥，故入肾经，虚可以补，实可以利，寒可以温，热可以凉，湿可以燥，燥可以润。"《雷公炮炙论》言其"补人卫气，助人筋脉"。临床施用之，有其他补肾药不可比之功，故选其为君药，以壮其本，遏止阴虚之病机，强久瘫之病体。山萸味酸微温，入肾经，能补肝肾，涩精气，固虚脱，治腰膝疼痛，眩晕耳鸣，阳痿遗精，小便频数，肝虚寒热，虚汗不止，心摇脉散等症。《医学衷中参西录》云："山萸肉，大能收敛阳气，振作精神，固涩滑脱。"收涩之中兼具调畅之性，故又通利九窍，流通血脉，治肝虚自汗，胁疼腰痛，内风萌动，且敛正气，不敛邪气。肝肾同源，补肝则益肾，肾主骨生髓通于脑，故山萸肉能益精秘精填髓以健脑。且有报道云其有降压降脂之功，能防止中风发作，故张氏云其主肝虚内风萌动。本方主治中风后遗症，因大多中风后肝肾阴虚之病机未除，随时都有复发的可能，用山萸肉固本健脑，治风求本，否则，非但不能恢复，反有复中之虞，故为之臣药。杜仲味甘微辛性温，具有补肝肾、强筋骨的作用。主治腰脊疼痛，足膝痿弱，小便余沥，以及低血压等。王好古云其能"润肝燥，补肝经风虚"。与山萸相伍，既治肝虚，又能补肾。有关临床及药理报道，二药均有降脂、降压之功，故合为臣药。地龙味咸性寒，入肝、脾、肺经，有清热平肝、息风通络之功，主治中风半身不遂。药理研究表明其有降压、镇静、抗惊厥等作用。桃仁味苦甘性平，有破血行瘀、润燥滑肠的作用，主治风痹，瘀血肿痛，血燥便秘。《药品化义》言其有治四肢木痹、左半身不遂之用。《医林改错》认为，偏瘫是血中气虚血瘀，故在方中用桃仁化血中瘀滞。水蛭味咸苦性平，入肝、膀胱经，有破血逐瘀通经之功，治蓄血、癥瘕、积聚，其所言水蛭素能阻止凝血酶对纤维蛋白原的作用，阻碍血液凝固。《本草经百种录》云："水蛭最善食人之血，而性又迟缓善入，迟缓则生血不伤，善入则坚积易破，借其力以攻积久之滞，自有利而无害也。"黄芪味甘，性微温，入脾、肺经，是益气之圣药。王清任在补阳还五汤中用为主药，能补肾中元气，与活血药同用以行血中瘀滞。张锡纯说："《本经》谓主大风者，以其与发表药同用能祛外风，与养阴清热药同用，更能息内风也。"故与诸破瘀通络药相合，有异曲同工之用，既可调治久病伤真阴、真元之体，又可用于久瘫阴虚阳亢，脑络瘀阻，清窍失养之躯。上药四味，共为佐药。甘草味甘性平，入脾、胃、肺经。《别录》云："通经脉，利血气，解百药毒。"《日华子本草》言："通九窍，利百脉，益精养气，壮筋骨，解冷热。"故为使药。全方八味，君以补肾壮其本，遏止阴虚之病机，强久瘫之病体；臣以助君补其肝肾，益精填髓，固精健脑，强筋骨，调压降脂；佐药以化瘀通络，益气阴；使药调和诸药。其配伍精当，临床疗效满意。

叶天士云："精血衰耗，水不涵木，木少滋荣，肝阳偏亢，内风时起。"明确指出内风的发病机理。在后遗症阶段，大多数患者肝肾阴虚，脑络瘀阻的病机演变未能得到根本遏止，使患肢功能恢复迟缓，甚至在短时间内反复发病。故采用补肾通络法治疗，临床疗效满意。

案例1

马某，男，56岁，教师，1999年11月21日初诊。

主诉：左半身不遂、语言不利半年余。

病史：半年前晨起临厕时突然昏倒，急住某院治疗，诊断为"右侧脑出血"。经治疗40天，病情缓解，遗有左侧肢体不遂，语言不利，神情淡漠，随即出院，后经中西医多方综合治疗5个月，效果不显，遂来门诊就治。症见左侧肢体瘫软，不能坐起，吐字不清，肢末冷凉暗紫，面色晦暗无华，烦躁，胸闷不寐，纳呆，便干，4~5日一行。舌质暗淡，苔黄，脉沉弦且滑。血压21/13kPa。既往高血压病史20年，左侧脑梗死病史7年。CT示脑梗死合并脑出血。

辨证：肝肾亏损，络脉瘀阻，兼痰热内扰。

治法：补肾通络为主，佐以涤痰清热之品。

方药：方拟补肾通络汤加味。

菟丝子15g，山萸肉6g，杜仲6g，地龙6g，桃仁6g（打），水蛭3g，黄芪6g，鲜竹沥水25mL，郁金6g，甘草6g。

10剂，每日1剂，水煎服。辅以针刺，每日1次。

二诊：患肢肌力有增，能够坐起，两人扶持可蹒跚行走，烦躁、不寐等症见失。痰热得除，前方去郁金、鲜竹沥水，服30剂。

三诊：患者手扶拐杖能够行走，字词基本能说清，面色润泽，精神状态良好。复拟前方30剂，以善后治疗。

药后生活基本能够自理。复查CT：瘀血大部吸收，脑梗范围缩小。迄今病情稳定，未再复发。

病例2

任某，男，28岁，会计，2000年4月11日初诊。

主诉：右半身不遂2年。

病史：两年前患"左侧脑出血"，曾多服中西药物，效果不著，遂来门诊就治。症见右上肢僵硬拘挛，呈抱胸状，手指握固，不能屈伸，走路跛行，患肢冷凉，肢末黯紫，语言謇涩，头晕，烦躁，大便失禁。舌质暗红，中有纵裂，苔黄，脉沉弦细。血压22/14kPa。

证属肝肾亏损，脑络瘀阻，风痰未尽。治以补肾通络，祛痰息风。方拟补肾通络汤加天麻15g，钩藤15g（后下），10剂，每日1剂，水煎服。辅以针刺，每日1次。

药后手指稍能屈伸，可勉强拿较轻物品，行走渐灵便，血压稳中有降，复拟补肾通络汤化裁，迭进60剂，患肢功能基本恢复，语言流畅，复查头颅CT：脑组织瘀血基本吸收。后随访已恢复工作，至今未复发。

第十四节 郁 证

郁证是由于情志不舒、气机郁滞所致，以心情抑郁，情绪不宁，胸部满闷，胁肋胀痛，或易怒喜哭，或咽中如有异物梗塞等症为主要临床表现的一类病证。郁证的发生，因郁怒、思虑、悲哀、忧愁七情之所伤，导致肝失疏泄，脾失运化，脏腑阴阳气血失调而成。初病因气滞而夹湿痰、食积、热郁者，则多属实证；久病由气及血，由实转虚，如久郁伤神、心脾俱亏、阴虚火旺等，均属虚证。

郁证可分虚实两大类，初起多实，无不以理气为主；久病多虚，则以养血滋阴、益气扶正为主。应注意理气药多为香燥之品，病久阴血暗耗，自当慎用。然妇人产后抑郁，虽为初起，但产后多虚多瘀，宜从虚从瘀论治。

病案

张某，女，28 岁，2012 年 11 月 16 日初诊。

主诉：产后情绪低落、失眠 7 个月。

现病史：顺产后 40 天即行经，月经延期 1 周左右。因乳汁不足，产后半年断乳。失眠，时有小腹痛，胃痛，纳差，恶心，畏寒，口甜。情绪低落，悲伤易哭，焦虑多疑，总觉有人想杀掉孩子。精神状态不稳，家属代诉病情。西医诊断为抑郁症，正在服安定。末次月经 11 月初。舌体淡胖，边有齿痕，苔白厚，脉细弱。

既往史：既往有抑郁症病史，经治疗症状缓解停药。

西医诊断：产后抑郁症。

中医诊断：脏躁。

辨证：肝郁肾虚证。

治法：补肾疏肝，配合心理疏导。

方药：二仙汤合小柴胡汤化裁。

仙茅 10g，淫羊藿 10g，巴戟天 10g，当归 10g，炒白芍 10g，知母 10g，黄柏 10g，香附 15g，女贞子 20g，旱莲草 20g，阿胶珠 12g，石斛 20g，柴胡 10g，黄芩 15g，枳壳 30g，全瓜蒌 30g。

3 剂，水煎服，每日 1 剂。

二诊：药后 3 天，矢气频繁，易嗳气，但大便未行，夜眠渐佳，情绪较前略稳定。舌淡红，苔白略厚腻，脉弦细。

方药：柴胡 10g，香附 15g，川芎 6g，枳壳 15g，陈皮 10g，白芍 10g，白术 15g，红参 10g（先煎），炙甘草 10g，黄芩 15g，半夏 10g，煅牡蛎 30g（先煎），仙茅 6g，淫羊藿 10g，茯苓 15g，黄芪 30g。

7 剂，水煎服，每日 1 剂。

三诊：正在服奥氮平、艾司唑仑，胃痛减轻，大便干，数日一行，月经将至。此次来诊已能较平和地诉说症状，不需家属补充。舌红，边有齿痛，苔薄白，脉弦细。

方药：仙茅 10g，淫羊藿 10g，巴戟天 10g，白芍 10g，知母 10g，黄柏 10g，当归 10g，川芎 10g，熟地黄 10g，香附 15g，枳壳 15g，陈皮 10g，炙甘草 10g，瓜蒌 20g，薤白 30g，丹参 30g。

7 剂，水煎服，每日 1 剂。

血府逐瘀片 1 盒。

四诊：末次月经 11 月初，月经仍未至，正在服奥氮平、艾司唑仑，眠浅，大便 1~2 天一行，较干。舌淡胖，边有齿痕，苔薄白，脉弦细。本次来诊告知自己正在寻找工作，希望能借助工作转移注意力，渴望自己改变现状。

方药：仙茅 10g，淫羊藿 10g，巴戟天 10g，白芍 10g，知母 10g，黄柏 10g，当归 10g，枳壳 30g，瓜蒌 30g，炒枣仁

30g，菖蒲 15g，郁金 30g，胆星 6g，陈皮 10g，清半夏 10g，茯苓 30g，生姜 3 片，大枣 5 个。

7 剂，水煎服，每日 1 剂。

血府逐瘀片 1 盒。

五诊：末次月经 11 月初，月经仍未至，透明白带多 3～4 天，量已减少，略乳胀，夜眠佳，大便 1～2 天一行，较干。正在服奥氮平、艾司唑仑，畏寒好转。本次来诊心情愉悦，告知已经找到工作，对未来充满信心。舌淡胖，边有齿痕，苔薄白，脉弦细。

方药：仙茅 10g，淫羊藿 10g，巴戟天 10g，白芍 10g，知母 10g，黄柏 10g，当归 20g，柴胡 10g，瓜蒌 30g，薤白 30g，菖蒲 15g，郁金 30g，肉苁蓉 30g，炒枣仁打 30g，何首乌 30g，香附 15g。

7 剂，水煎服，每日 1 剂。

六诊：末次月经 12 月 17 日，带经 5 天净，经行无不适，量不多。大便 1～2 天一行，纳可，眠安，舌淡红，苔薄白，边有齿痕，脉弦细。今日来诊要求停药，工作较忙，没有时间喝药，但自己精神状态已经明显好转。

方药：柴胡 10g，当归 10g，白术 15g，茯苓 15g，薄荷 10g（后下），香附 15g，川芎 6g，熟地黄 10g，枳壳 15g，陈皮 10g，仙茅 10g，淫羊藿 10g，巴戟天 10g，知母 10g，黄柏 10g。

7 剂，水煎服，每日 1 剂。

停汤药后嘱加味逍遥丸与金匮肾气丸配合服用。

按语：本案应属甘麦大枣汤之脏躁证。《金匮要略》云：妇人脏躁，喜悲伤欲哭，有如非己所作，数欠伸，甘麦大枣汤主之。产后多虚多瘀，诸症均因血虚脏躁，当从虚从瘀论治。产妇在分娩之后到产后 1 年其大脑将遭受诸多因素的刺击，包括激素波动、心理影响和分娩情况，更以产后 3 个月最为明显，这一时期为特殊易感期。在生命中的各个时期，从来都没有像产后这一段时间那样能够将如此多的危险因子集中在一起，因此在这期间各种业已存在的情绪问题出现或加重的现象不足为奇。统计资料表明，平均每十位甚至更少的产妇中就会有一位产妇有产后情绪障碍和焦虑。有人说在当今社会产后情绪障碍和焦虑是分娩后的最大并发症，这一点毫不夸张。尽管这类疾病的发病率很高，但是它们并没有引起人们的足够重视。患有产后抑郁症的妇女常常需要家人和社会的支持，尤其是丈夫的体贴、关心、理解十分重要，要及时开导并排解产妇忧虑的问题，经常户外活动，多与亲人、朋友交谈，能很快从抑郁状态中解脱出来。如经心理治疗无效，症状日趋加重，则需要药物治疗，帮助大脑重新调整。抗抑郁药物发挥作用一般需要 3~4 周的时间，在这段时间里，非常需要周围人们的安慰和支持。该患者孕前已经出现情绪不稳定，既往有抑郁症病史，在产后体内激素水平大幅变化的基础上，丈夫、婆婆关心不到位、体贴不够是诱因。产后生理特点决定该患者气血虚弱，兼有瘀滞，阴阳失调。"阳气者，若天与日，失其所则折寿而不彰"，"天之大宝，只此一丸红日；人之大宝，只此一息真阳"，可见阳气在人体的重要性。郁证患者，大多畏寒，情绪低落，按中医阴阳属性划分正是阳衰阴盛，若能使其阳气充足，阴阳平衡，则能使患者的心境拨云见日，阳光明媚。因此，以二仙汤温补肾阳，逍遥散或柴胡疏肝散调畅肝气，再加补虚扶正、活血之品，终使患者情绪好转，并恢复工作和生活。不过该患者停药时病情尚不稳固，还应巩固治疗。

第十五节　月经先期

月经先期是指月经周期提前 7 天以上，甚至十余天一行，连续 3 个周期以上者，也称经期超前、经早、经水不及期等。病因病机主要为气虚和血热。气虚则统摄无权，冲任不固；血热则热伏冲任，伤及子宫，血海不宁，均可使月经先期而至。《医宗金鉴·妇科心法要诀》认为，多因女子阴血不足，虚热内扰冲任所致。《妇人大全良方·调经门》指出，本病病机是由于"过于阳则前期而来"。《普济本事方·妇人诸疾》进一步提出"阳气乘阴则血流散溢……故令乍多而在月前"，后世医家多认为"先期属热"。《景岳全书·妇人规》提出气虚不摄也是导致先期的重要发病机制。治疗以益气固冲、清热调经为基本原则。

病案

史某，女，39 岁。2013 年 6 月 19 日初诊。

主诉：月经先期 2 个月。

现病史：患者既往月经规律，13 岁初潮，6/28 天，量中，色正，无痛经。近两个月月经提前，15 天左右一行，末次月经 2013 年 6 月 1 日，行经 6 天，量少，色正。带下时有粉色。平素心烦，口苦，易怒，腰酸，纳可，眠安，便调。舌红苔少，脉沉弦缓。颜面黄褐斑。

既往史：有心动过缓病史，银屑病史 1 年余，经服某医所配蜜丸调治 8 个月，症状基本消失，现有两个月症状未反复。

西医诊断：异常子宫出血。

中医诊断：月经先期病。

辨证：血热证。

治法：清热凉血调经。

方药：先期汤化裁。

黄芩 10g，黄连 10g（打），知母 10g，黄柏 15g，生地黄 15g，丹皮 10g，当归 10g，丹参 30g，赤芍 30g，川芎 6g，白鲜皮 30g，皂角刺 15g，蝉衣 10g，合欢皮 30g，柴胡 10g，郁

金6g，炒山栀10g。

7剂，水煎服，每日1剂。忌生冷、腥辣，少油腻。

药后未复诊，至8月初因咳嗽来诊告知，上诊药后月经周期恢复为28天。

按语： 本例月经先期是由肝火旺，扰动血海，致使月经先期而至，方选先期汤化裁，清热凉血调经，药证相应，见效迅速。先期汤，来源于《证治准绳·女科》。原方为：生地黄、川当归、白芍药各6g，黄柏、知母各3g，条芩、黄连、川芎、阿胶（炒）各2.4g，艾叶、香附、炙甘草各2.1g。功用：凉血固经。主治：经水先期而来。细看先期汤，实际是由胶艾四物汤加知母、黄柏、黄芩、黄连、香附、甘草而成，是在养血的基础上加清热调气之品，共凑凉血固经之功。本方治疗血热血瘀月经先期，其效理想，是中医妇科临床常用方药。如是重症难愈者，则注意凉血和疏肝化瘀药的选用和用量，且要善后调理，巩固疗效，恢复肝、脾、肾对月经的调节功能。芩连四物汤亦可主之，适用于实热证月经先期。若为虚热证，则宜用两地汤。因气虚而致月经先期，又分为脾气虚和肾气虚，脾气虚证选补中益气汤或归脾汤，肾气虚证方选固阴煎或归肾丸。

第十六节　月经后期

月经后期是月经周期延后7天以上，甚至3~5个月一行，连续2个周期以上者，亦称月经错后、经迟、经行后期。本病首见于汉代《金匮要略·妇人杂病脉证并治》，云"经期不来"。《妇人大全良方·调经门》引王子亨方论，阐述月经后期的病机为"过于阴则后时而至"。《简明医彀》提出禀赋薄弱，自幼多病，性急多怒，起居不常，思虑耗损，经行饮食生冷，犯于房事等，皆可致月经后期，小腹作痛。如伴有月经量少，常可导致闭经。本病是妇科临床的常见病、多发病，各种病因相互错杂，使该病久治难愈。

月经后期病因病机不过虚实两端，多因肾虚、血虚致使冲任不足，或血寒、气滞、痰湿阻滞冲任等所致。在脏腑经络关系上，月经后期多责之于肾，与心、肝、脾、胃关系密切。

妇科病多为脏腑、气血、经络功能失调性疾病，故治疗妇科病当以"调"为主，依据《内经》"谨察阴阳之所在而调之，以平为期"进行调治，以调补脏腑，调理气血，调治冲任督带，调养胞宫，调控肾－天癸－冲任－胞宫生殖轴为主导。又《素问·五脏生成论》云："诸血者，皆属于心。"心主血脉，主神志，为脏腑之大主、生命的主宰，故有"君主之官"之称。正如《素问·灵兰秘典论》云："心者，君主之官也，神明出焉。"《素问·五脏生成论》指出："诸血者，皆属于心。"女子以血为本，经水为血所化，而血有赖于脏腑化生，心与胞宫借胞脉直接联系。《素问·评热病论》云："月事不来者，胞脉闭也，胞脉者，属心络于胞宫，今气上迫于肺，心气不得下通，故月事不来也。"说明心与胞脉的关系，是胞脉属心而络于胞宫，为心气下达胞宫的道路，心血心气能畅达胞宫，则经带胎产正常，反之则产生胞脉闭塞等一系列妇科疾患。治疗上李东垣提出"安心补血泻火则经自行"。朱丹溪云："因七情伤心，心气停结，故而血闭而不行，宜调心气、通心经，使血生而经自行矣。"两者均指出要养心阴、泻心火、通心气、和气血。

当今女性，生活压力较大，精神意识思维活动较多，思虑偏多，长期紧张，而"心为脏腑之主，总统魂魄，并赅意志"，便会出现失眠多梦、神志不宁、心悸怔忡、五心烦热、腰膝酸软等心肾阴虚症状，甚则影响心主血脉功能，精血亏虚不足，则月经延后。故以天王补心丹加减来交通心肾，滋阴养血，治疗心血暗耗、阴虚血少之月经后期病，可取得良好的疗效。

病案1

韩某，女，41岁。月经后期2个月。平素量少、色正，带下量多，质稀，腰膝酸软，心烦易怒，心悸，脘腹胀满，嗳气，纳可，寐安，大便不爽，舌红，苔薄黄，脉弦。

方药：柏仁15g，炒枣仁45g，天麦冬各10g，熟地黄15g，当归10g，丹参30g，葛根15g，百合15g，枳壳30g，怀牛膝30g，川芎10g，车前子30g（包煎），黄柏15g，熟军30g，合欢花45g，生甘草6g。

7剂，水煎服，每日1剂。

按语： 患者腰膝酸软，为肾阴亏于下，心烦心悸，为虚火旺于上，故以天王补心汤加减交通心肾，滋阴养血。方中重用熟军，泻热通腑化瘀，给邪以出路，祛瘀生新。

病案2

孟某，女，40岁。月经后期2个月。月经后期，量少，行经腰痛，带下如常，畏寒肢冷，乳房胀痛，乏力乏神，心悸气短，纳可，寐差，便秘，大便1~3日一行。舌质红，胖大，有齿痕，苔黄，脉弦。

方药：柏仁30g，炒枣仁30g，天麦冬各10g，当归15g，丹参30g，红参10g（先煎），元参10g，郁金10g，柴胡10g，香附30g，川芎6g，陈皮10g，淫羊藿10g，怀牛膝30g，炙甘草6g。

7剂，水煎服，每日1剂。

按语： 患者年近六七，三阳脉衰于上，面皆焦，发始白，腰痛、乏力、乏神、心悸、气短表明心、脾、肾三脏亏虚，乳房胀痛为肝气不疏的表现，便秘、寐差为血虚，血不养心所致，故以天王补心汤合柴胡疏肝散化裁，养心肾，调肝气。

病案3

侯某，女，43岁。月经后期3个月。月经量时多时少，带下如常，腰痛，烘热自汗，心悸，纳呆，寐差，便调。舌红少苔，脉沉细弱。颜面有黄褐斑。

方药：柏仁 15g，枣仁 60g，天麦冬各 10g，生地黄 15g，当归 20g，丹参 60g，元参 10g，丹皮 10g，桔梗 6g，五味子 6g，远志 6g，茯苓 30g，怀牛膝 15g，煅牡蛎 30g（先煎），石菖蒲 10g，炒山栀 10g，炙甘草 6g。

7 剂，水煎服，每日 1 剂。

按语：患者心悸、寐差为血不养心，心其华在面，血虚则颜面有黄褐斑，腰痛为肾虚之候，故以天王补心汤补心肾，养血调经。

病案 4

潘某，女，46 岁。主因月经后期半年，伴乏力、心悸、自汗 1 月余来诊。既往月经规律，半年前出现月经后期，50 天至 3 个月一行，量不多，色暗，近 1 月余又见心悸，自汗，乏力，腰酸，失眠多梦，烘热出汗，两颧潮红，思虑纷纭，心烦，时口苦，腹胀，舌红，苔少，脉弦细。

方药：柏子仁 15g，炒枣仁 30g（打），天冬 10g，麦冬 10g，生地黄 15g，当归 10g，丹参 30g，黄精 15g，煅牡蛎 30g（先煎），炙甘草 6g，蝉衣 6g，白鲜皮 15g，巴戟天 15g，川芎 6g，红花 20g，补骨脂 10g，小茴香 10g，丹皮 10g。

7 剂，水煎服，每日 1 剂。忌生冷、气恼、油腻、腥辣。

上方加减变化连服 1 个月，烘热出汗消失，思虑减少，夜眠渐安，体力增加，腰酸止，月经来潮。又服 2 个月，月经按月而行。

按语：心者，火也，为君主之官，属手少阴心经，是脏腑经络的主宰者，为神明之府。肾者，水也，为生殖之本，藏精，为天癸之源，阴阳之宅，属足少阴肾经。子宫为女子独有的器官，也是女性生殖的主要脏器，女子经、带、孕、产等生理特点均与此有关。但子宫的作用与心肾均有直接联系，受心肾的调节。心肾相交，水火既济，才能推动调节阴阳之间的消长转化。肾藏精，心藏神，精神互依，精能养神，神能驭精（包括生殖之精）。手足少阴经脉相连，心肾通过少阴经脉紧密地联系在一起。且心为君主之官，主一身之血脉，推动调节一身血脉运行，包括冲任奇经血海在内，所以有手少阴心经及相表里的小肠经与冲任脉主月经之说。正如《女科经纶》引齐仲甫曰："夫人月水本于四经，二者冲任，二者手太阳小肠、手少阴心。然冲为血海，任主胞胎，二者相资，故令有子。小肠经属腑主表为阳，少阴经为脏主里属阴，此二经上为乳汁，下为月水。"故而心肾相交，水火既济，则月水正常，反之，心肾不交，则导致月事不调。当今女性，面临学业、家庭、事业、照顾子女等多重压力，不免劳心思虑过度而影响月经即属此类。针对劳心伤神，思虑过多，暗耗阴血，心肾不交而见月经后期的患者，依据上述理论，方选天王补心丹加减治疗，取得很好疗效。

第十七节　月经先后无定期

月经不按正常周期来潮，时或提前，时或延后在 7 天以上，且连续三个月经周期者，称为月经先后无定期，亦称经水先后无定期、经乱等。如仅提前或错后 3～5 天，不作月经先后无定期论。本病相当于西医妇产科学"异常子宫出血"。青春期初潮后 1 年内及更年期月经先后无定期者，如无其他证候，可不予治疗。月经先后无定期若伴有经量增多及经期紊乱，常可发展为崩漏。

本病的主要机理是冲任气血不调，血海蓄溢失常。其分型有肾虚、脾虚和肝郁。临床多数患者病机并不简单，常两两互见，甚至三者皆有之。《傅青主女科·经水先后无定期》云："妇人有经来断续，或前或后无定期，人以为气血之虚也，谁知是肝气之郁结乎！夫经水出诸肾，而肝为肾之子，肝郁则肾亦郁矣。肾郁而气必不宣，前后之或断或续，正肾之或通或闭耳。或曰肝气郁而肾气不应，未必至于如此。殊不知子母关切，子病而母必有顾复之情，肝郁而肾不无缱绻之谊，肝气之或开或闭，即肾气之或去或留，相因而致，又何疑焉。治法宜舒肝之郁，即开肾之郁也，肝肾之郁既开，而经水自有一定之期矣。方用定经汤……若肝气郁抑，又当以逍遥散为主，有热加栀炭、丹皮，即加味逍遥散。"

病案

王某，女，28岁。2013年5月22日初诊。

主诉：月经先后无定期10年。

现病史：患者16岁月经初潮，周期先后不定，10天至50天不等，经期6~7天，量中，色正，时有小血块。末次月经2013年5月1日。经前带下量多，乳房胀痛，情绪易怒。面部三角区时红、痒、干、脱屑。乏力，疲劳，颜面黄褐斑。纳可，眠安，便调。舌红，苔少，脉沉弦。

既往史：有痛经史，近半年痛经未作。

西医诊断：异常子宫出血。

中医诊断：月经先后无定期病。

辨证：肝郁脾虚血热。

治法：清热疏肝健脾。

方药：加味逍遥散化裁。

丹皮15g，栀子10g，当归15g，柴胡15g，茯苓30g，白术15g，干姜10g，薄荷10g（后下），炒白芍30g，白芷15g，升麻30g，香附30g，川芎6g，姜黄15g，怀牛膝10g，炙甘草6g，山药30g，合欢花45g。

7剂，水煎服，每日1剂。

2013年5月31日二诊：药后月经至，末次月经5月29日，量中，有小血块，经前乳房胀痛减轻。面部三角区瘙痒、脱屑间断发作。手足心多汗，纳可，眠安，便调。舌红，苔薄黄，脉细弦。B超检查：子宫内膜0.6cm，左附件囊肿5.1cm×2.7cm，余无异常。继用加味逍遥散化裁。

丹皮10g，栀子10g，当归10g，赤芍15g，柴胡10g，茯苓30g，白术15g，薄荷6g（后下），干姜10g，炙甘草6g，红花20g，香附30g，补骨脂10g，白芷10g，旱莲草20g，女贞子20g，白鲜皮30g，蝉衣10g，皂角刺20g，鲜姜3片，大枣2个。

10剂，水煎服，每日1剂。

2013年6月19日三诊：药后腹痛，腹泻，每日3~4次，泻后腹部有轻松感。舌红，少苔，脉弦滑。继用加味逍遥散化裁7剂。

2013年6月28日四诊：药后月经来潮，末次月经2013年6月27日，经前乳房略胀，连续2个周期月经规律，予加味逍遥丸善后。

按语： 月经先后无定期，多属脾虚肝郁、肝脾不和之证，是妇科临床常见病。治应疏肝健脾，佐以清热，达到调经之目的。本例患者情绪易怒，肝气郁滞，故见经前乳房胀痛、脉弦；肝郁不能疏脾土，脾气不足，故见乏力、疲劳；肝郁日久化热，血海不宁，加之脾气虚，统摄失司，故见月经先后不定期，舌红苔少。治疗当从肝入手，疏肝清热健脾，方选加味逍遥散化裁，药证相对，其效必显。

第十八节 崩 漏

崩漏是月经的周期、经期、经量发生严重失常的病证。发病急骤，暴下不止，大量出血为"崩"；发病势缓，出血量少，淋沥不尽为"漏"。本病可发生在月经初潮后至绝经的任何年龄，属妇科常见病，也是疑难急重病证。病因主要是冲任损伤，不能制约经血，引起经血从胞宫非时妄行。《金匮要略·妇人妊娠病脉证并治》首先提出"漏下"之名，并记录了宿有癥病，又兼受孕，癥痼害胎，血流不止，以及瘀阻冲任、子宫之病机、治法及方药。在同篇的胶艾汤证中，对漏下、半产后续下血不止、妊娠下血三种不同情况所致的阴道出血症做了初步鉴别，并以胶艾汤异病同治。《金匮要略·妇人妊娠病脉证并治》指出，妇人年五十，病下血数十日不止，温经汤主之，这是冲任虚寒兼瘀热互结导致更年期崩漏的证治。《丹溪心法附余》中提出治崩三法："初用止血以塞其流，中用清热凉血以澄其源，末用补血以还其旧。"

　　笔者在临床治疗更年期崩漏时，无论虚、实、寒、热、瘀，皆以调和阴阳、补益精血为主，用二仙汤加减化裁，取得满意疗效。崩漏无论哪种证型都离不开肾，而阴阳失调乃致病之根本。无论是气虚不摄血、脾虚不统血、肾虚失其固摄、过劳伤及冲任，还是肝旺导致血热妄行、肝郁导致气郁血瘀等，均离不开阴阳两个方面。本着"治病必求于本"的原则，治疗崩漏当先审其阴阳，如不辨证求因，而单纯应用止血剂，往往达不到预期的效果，反而会使疾病缠绵难愈。除了有器质性病变的崩漏外，先别阴阳，非常必要。故在具体方药用药时，遵循"求因为主，止血为辅"。在调和阴阳的基础上，随症加减。偏于肾阳不足者，可酌情加炮姜、肉桂；偏于肾阴不足者，可加女贞子、旱莲草；血热者加用凉血止血药丹皮、生地黄；虚寒者加用温经止血药艾叶炭、补骨脂；阴血不足者加养血止血药龟板胶、炒白芍；气虚不能固摄者加固气止血药人参、黄芪；气陷者加升提止血药升麻、柴胡；夹瘀血者加化瘀止血药三七粉（分冲）、蒲黄炭；气郁者加理气止血药香附、乌药。也可酌情加用收涩止血药如煅牡蛎、棕榈炭、仙鹤草等。

病案1

路某，女，42岁，主因月经不调半年，淋沥不断1个月，于2012年10月20日来诊。

现病史：患者半年前无明显诱因出现月经不调，初期带经1～15天，后逐渐淋沥不断，色淡红，质稀，带下如常，并伴有畏寒、乏力、周身酸痛，纳可，便调，舌质淡红，舌苔薄白，脉弦细。

中医诊断：崩漏。

辨证：阴阳失调，偏肾阳不足。

治法：温补肾阳，调和冲任。

方药：仙茅6g，淫羊藿10g，巴戟天20g，当归10g，桂枝10g，黄芪20g，仙鹤草20g。

水煎服，取汁300mL，每日1剂，连续服用10剂为一疗程。

按语：《素问·上古天真论》云：女子"六七，三阳脉衰于上，面皆焦，发始白。七七，任脉虚，太冲脉衰少，天癸竭，地道不通，故形坏而无子也"。患者为中年女性，而恰好处于三阳脉衰之时，肾阳不足，则阳不摄阴，封藏失司，冲任不固，则见漏下不止。血为气的物质基础，阴血亏虚则气无所附，阳气更加不足，阳不足则无以温煦，故见畏寒、周身酸痛、乏力。肾阳不足，血失其温煦，则经血淡红、质稀。舌淡红，苔薄白，脉弦细，皆为肾阳不足之征。综观舌、脉、症，本病总属本虚标实，病本在肾，病位在冲任，变化在气血。肾为水火之脏，阴阳互根，故方中仙茅、淫羊藿、巴戟天温肾阳，补肾精，以达到阴阳双补的目的，当归温润养血，调理冲任，桂枝温阳，黄芪、仙鹤草固气止血。

二仙汤治疗崩漏，效果显著而比较稳定，较西药激素疗法行人工周期治疗"功血"更加满意，应该进一步加强临床总结和探讨。二仙汤治疗青春期和更年期的"功血"均有良好效果，其方法就是受了西医的周期疗法的启发，但又没有西药激素药的反弹现象。用西药如垂体后叶素、丙酸睾酮、雌激素均有反弹现象，其势凶猛，但二仙汤则不明显，但用本方治疗崩漏仍需有善后治疗，如补充肝肾精血，调理机体气血等。

病案 2

王某，女，52 岁，2013 年 12 月 8 日就诊。

崩漏史 2 年余，出血量时多时少，时断时续，甚则淋沥不断，刻下出血 20 天，量多，血色鲜红，伴腰膝酸软，小腹坠胀，乏神困倦，足跟痛，纳可，寐多梦，便调，舌红，苔薄黄，少津，脉弦。2013 年 12 月 3 日查空腹血糖为 7.8mmol/L。2013 年 12 月 3 日彩超检查显示子宫增大，宫颈囊肿，子宫内膜增厚。血压如常。

诊断：崩漏。

辨证：脾肾两虚证。

治法：温肾固冲，止血调经。

方药：仙茅 6g，淫羊藿 20g，知母 20g，黄柏 30g，续断 60g，仙鹤草 60g，乌药 30g，煅牡蛎 30g（先煎），炒白芍 30g，赤芍 10g，五灵脂 60g，炒蒲黄 60g（包煎），炒枣仁 30g，生地黄 30g，熟地黄 30g，三七粉 5g（冲服）。

7 剂，水煎服，每日 1 剂。

2013 年 12 月 15 日二诊：出血量较前减少，余症未减。

方药：仙茅 5g，淫羊藿 15g，当归 10g，知母 20g，黄柏 30g，生地黄 30g，杜仲 30g，续断 60g，仙鹤草 60g，丹皮 10g，炒山栀 30g，连翘 30g，乌药 30g，地榆炭 15g，煅牡蛎

30g（先煎），炒枳壳15g，三七粉5g（冲服）。

7剂，水煎服，每日1剂。

2013年12月22日三诊：血净两天，腰膝酸软，足跟痛明显减轻。

方药：仙茅6g，淫羊藿15g，当归10g，知母20g，石斛30g，地榆炭15g，侧柏叶15g，黄芪30g，煅牡蛎30g（先煎），炒白芍30g，续断60g，砂仁10g，炙甘草10g。

7剂，水煎服，每日1剂。

2013年12月29日四诊：近1周未再出血，诸症皆减轻，配半年丸药继续调理。

按语： 围绝经出血常见病因有热、瘀、虚。热则经血忘行，瘀则经血离经，虚则经血失统。患者年过六七，三阳脉衰，肝肾亏虚，冲任受损，经血失约。笔者治疗此证，常以二仙汤合固冲汤调补肝肾，固冲摄血。同时选加丹皮、生地黄凉血止血，升麻、柴胡升提止血，艾叶、补骨脂温经止血，三七粉、蒲黄炭化瘀止血，香附、乌药理气止血，煅牡蛎、棕榈炭、仙鹤草收敛止血。塞流、澄源、复旧应相结合，不可截然而分。塞流不应留瘀。

第十九节　黄褐斑

黄褐斑俗称"蝴蝶斑""肝斑""黧黑斑""面尘"，主要发生在面部，以颧部、颊部、鼻、前额、颏部为主，为边界不清楚的褐色或黑色的斑片，多为对称性。一些妇女在怀孕中容易出现此斑，而在生产后却减轻或消失。因其多出现于脸上，故当侵犯的面积较大时，便会造成容貌上之困扰，而影响患者心理及人际交往等活动。

在治疗上，多数学者分为肝气郁结型、脾土亏虚型、肾水不足型三个证型，也有分为冲任损伤、肝气郁结、精血不足、肾阳亏虚、脾胃不调、邪热内盛、感受外邪七个证型。在临床上用方比较灵活，常常根据患者的体质及兼症的不同辨证施治。很多疾病往往是虚实兼夹，寒热并存。

普遍认为黄褐斑是由血瘀引起，而血瘀则又是由气滞、血虚引起。对于中青年女性，常以调经带与祛斑结合起来，经带正常则斑自消。临床常以养血、活血、化瘀、祛湿、清热为主要治法，常处以柴胡疏肝散、四物汤、桃红四物汤、血府逐瘀汤、少腹逐瘀汤、先期汤、易黄汤等加减。中老年女性的黄褐斑多颜色偏暗，面色也少华，多为肝肾精血不足，心阴不足，常选用归脾汤、天王补心丹合二至丸佐以活血化瘀之药。

病案 1

刘某，女，28 岁。

颜面黄褐斑 2 年，加重 2 个月。自 13 岁初潮开始，月经后期，月经色暗，量适中，有血块，带经 7 天，行经小腹痛，带下微黄。平素易腰痛不舒，纳可，寐安，便干，3~4 日一行。舌红，有瘀点，脉细弱。

方药：当归 20g，生地黄 15g，桃仁 10g，红花 30g，赤芍 10g，柴胡 15g，桔梗 10g，柏子仁 10g，白鲜皮 30g，苦参 15g，蝉衣 10g，丹皮 30g，女贞子 20g，旱莲草 30g，怀牛膝 30g，白芷 10g，百合 30g，皂角刺 20g，火麻仁 30g，郁李仁 15g，炙甘草 6g。

7 剂，水煎服，每日 1 剂。

按语： 该患者黄褐斑与血虚血瘀引起的行经不畅直接相关，故以血府逐瘀汤养血活血化瘀，佐以二至、怀牛膝补肝肾，养精血。

病案 2

徐某，女，32 岁。

颜面黄褐斑 3 年。

平素咽干，头晕，易怒，腰痛。月经周期、量如常，经行小腹痛，带下少。舌淡红，苔黄，脉沉弦。

方药：柴胡 15g，香附 15g，川芎 6g，陈皮 10g，枳壳 15g，白芍 30g，郁金 10g，连翘 15g，清半夏 10g，白芷 10g，石斛 30g，茯苓 30g，旱莲草 20g，蝉衣 10g，红花 20g，炙甘草 6g，鲜姜 3 片。

7 剂，水煎服，每日 1 剂。

复诊：咽干、头晕减轻。

方药：柏子仁 30g，枣仁 60g，天冬 10g，麦冬 10g，生地黄 15g，当归 10g，丹皮 10g，茯苓 30g，黄精 30g，丹参 30g，白芷 6g，红花 20g，女贞子 20g，旱莲草 20g，皂角刺 10g，蝉衣 10g。

10 剂，水煎服，每日 1 剂。

按语： 该患者咽干、易怒、经行小腹痛，皆因气滞血瘀引起，投以柴胡疏肝散疏肝理气，气行则血行。后以养血活血祛风收功。

病案 3

于某，女，40 岁。

颜面黄褐斑 2 年。

平素腰酸痛，气短，善太息，心悸，五心烦热。食肥腻后恶心、干呕。月经量少，周期如常，轻微痛经，带下色黄，质稠，量多。舌淡红，苔黄，脉沉细。

方药：黄柏 30g，白芍 10g，黄芩 10g，炒山栀 10g，白果 10g，芡实 10g，椿皮 15g，红花 30g，车前子 30g（包），白鲜皮 15g，郁金 10g，炒枣仁 60g（打），续断 30g，白芷 10g，丹皮 10g，蝉衣 6g。

10 剂，水煎服，每日 1 剂。

按语： 治斑先调经，调经先治带。故以易黄汤清下焦湿热，同时以炒枣仁、续断补心肾，攻补兼施。

病案 4

张某，女，31 岁。

颜面黄褐斑 3 年。

斑色暗，边界不清。阵发心悸，乏力，月经带下如常，纳可，寐差，便调。舌红，有齿痕，苔薄白，脉弦细。

方药：柏子仁 30g（打），枣仁 60g（打），天冬 10g，麦冬 10g，生地黄 15g，当归 10g，丹皮 10g，茯苓 30g，黄精 30g，丹参 30g，白芷 6g，红花 20g，女贞子 20g，旱莲草 20g，皂角刺 10g，蝉衣 10g。

10 剂，水煎服，每日 1 剂。

按语： 心主血脉，其华在面。患者同时有心悸、寐差、脉细症状，故以天王补心丹合二至丸加减化裁，养心安神，心之阴血旺盛，上荣于面，则斑自除。

黄褐斑虽为皮肤病变的一种表现，但是内在脏腑功能失调所致。此类患者可能因长期忙碌紧张或休息不足，导致脏腑功能失调，而出现中医所谓之肝气郁结、肝经火旺的证候，且也会导致脾失健运、湿热内生等。部分患者由于年龄渐长、机体功能衰弱、内分泌作用减低，表现出中医所谓之冲任失调、肝肾不足的证候。也有患者因慢性疾病，引起营卫失和、气滞血凝的证候。

第二十节　带下病

正常女子自青春期开始，肾气充盛，脾气健运，任脉通调，带脉健固，阴道内即有少量白色或无色透明无臭的黏性液体，特别是在经期前后、月经中期及妊娠期量增多，以润泽阴户，防御外邪，此为生理性带下。如《沈氏女科辑要》引王孟英说："带下，女子生而即有，津津常润，本非病也。"若带下量明显增多，或色、质、气味异常，即为带下病。《女科证治约旨》说："若外感六淫，内伤七情，酝酿成病，致带脉纵弛，不能约束诸脉经，于是阴中有物，淋沥下降，绵绵不断，即所谓带下也。"

带下的量明显增多，色、质、气味发生异常，或伴全身、局部症状者，称为"带下病"，又称"下白物""流秽物"。西医学的阴道炎、子宫颈炎、盆腔炎、妇科肿瘤等疾病可引起带下增多。带下病症见从阴道流出白色液体，或经血漏下夹有白色液体，淋沥不断，质稀如水者，称之为"白带"，还有"黄带""黑带""赤带""青带"。古代医家由于历史原因一贯以来都将"带下过多"一证误认为是"带下病"的全部内容。对"带下缺少"证未有足够认识。带下正常情况应是，女子生而即有，在绝经期后则逐渐减少，直至干涸无带。

《傅青主女科》认为，带下病大多是湿证，"无湿不成带"，是湿邪侵入胞宫、阴器，累及任脉和带脉，使任脉失固，带脉失约，而导致妇女发病，因此带下病的病位在任、带二脉，与脾、肾二脏关系密切。脾为后天之本，喜燥恶湿。如因饮食不节，劳作失度，或思虑抑郁，致土衰木郁，水谷精微失于健运，聚而成湿，下流肝肾，侵及冲任，致带脉失其约束，遂成本病。再者肾为先天之根，中寓命门相火，乃元气之宅。凡因先天不足，肾气素虚，或房劳多产，伤及下元，使阴液滑脱走失于下窍，也可酿成带下病。

历代医家治疗带下过多，大都把它分为脾虚型、肾虚型、湿热型、湿毒型。肾虚型又分为肾阳虚和阴虚夹湿。湿毒型为湿热型的进一步发展。但在真正的临床上不必拘泥于这些分型。各个脏腑是相互关联的，一脏异常，必殃及他脏。虚实都是相对的，邪重必伤正气，湿热、湿毒过盛必殃及脾肾。

在临证中，抓住"湿"这一带下量多的主要病机，根据患者带下颜色和质地、气味，辨别寒热、虚实。色黄、量多、质稠、气秽则实证、热象偏重，常治以易黄汤、龙胆泻肝汤、五味消毒饮，根据患者体质、脾胃情况随症加减。色白、量多、质稀、无味多为虚证，多从脾肾入手，常治以完带汤、知柏地黄汤，随症加入燥湿药物。

带下过少的根本原因是精血不足。主要病机是肝肾阴虚、脾虚血少或血亏瘀阻，其中以肝肾阴虚为主。肾精亏损，精亏血少，阴液不足，不能润泽阴道，则带下过少。治疗重在滋补肝肾阴精，佐以养血、化瘀。用药以滋润生津为主，不可肆意攻伐，或过用辛燥苦寒之品，以免伤阴，犯虚虚之戒。

病案 1

周某，女，40 岁。

粉带 1 年余。病初带下色暗，现为黄褐色，水样，伴阴痒。月经量少，先期 4～7 天。小腹胀痛，腰膝酸软，头痛，胸闷气短，急躁易怒，咳嗽少痰，咽痒，纳呆，寐差，便软，日行 1 次。舌红，苔黄少津，脉沉细。

方药：龙胆草 10g，柴胡 15g，栀子 10g，木通 6g，泽泻 10g，黄芩 15g，车前子 30g（包），当归 10g，炒薏米 15g，土茯苓 15g，蛇床子 15g，鹿角霜 30g，合欢花 45g，生甘草 10g，鸡冠花 30g。

7 剂，水煎服，每日 1 剂。

按语： 该患者黄粉带、急躁易怒，为肝郁日久化热，肝胆湿热所致。小腹胀痛为肝气不疏，头痛为湿热循经上炎所致，咳嗽少痰、咽痒为木火刑金。故以龙胆泻肝汤加减，泻肝火，祛湿热。

病案 2

徐某，女，30 岁。

黄带 4 个月。量多，质稠，气秽。月经周期后错 3~5 天，量可，行经腰酸，经前带下量多。肛门坠胀，纳、寐、便如常，舌红苔黄，脉弦。

方药：黄柏 30g，白果 10g，芡实 10g，白芍 15g，枳壳 30g，椿皮 10g，连翘 15g，柴胡 10g，丹参 30g，焦槟片 15g，防风 15g，苏梗 30g，苏子 30g。

6 剂，水煎服，每日 1 剂。

按语： 黄带质稠、量多、气秽为下焦湿热所致，以易黄汤加减，清热燥湿止带。

病案 3

王某，女，37 岁。

经后带下呈黄褐色 2 年余，月经 10 天干净。颜面痤疮，以下颏为重，有色素斑，腰酸，舌红，苔黄剥，脉沉细。

方药：知母 10g，黄柏 30g，生地黄 10g，丹皮 10g，蛇床子 15g，地肤子 15g，连翘 30g，苍术 30g，煅牡蛎 30g（先煎），山萸 15g，泽泻 10g，土茯苓 15g，蒲公英 30g，地丁 15g，白芷 10g，皂角刺 20g，苦参 30g，薄荷 10g（后下）。

7 剂，水煎服，每日 1 剂。

按语： 患者下颏痤疮，腰酸，黄带，为肾经有虚火所致，故以知柏地黄汤合清热燥湿药治之。

病案 4

牛某，女，32 岁。

带下过少 6 年。阴道干涩，性生活后阴道不规则出血，月经周期如常，量少，纳可，寐差，便秘。舌红，苔黄腻，脉沉细。

方药：当归 20g，川芎 6g，熟地黄 15g，白芍 10g，女贞子 20g，旱莲草 20g，知母 10g，丹参 30g，炒枣仁 30g，巴戟天 30g，仙鹤草 30g，丹皮 10g，山萸肉 30g，石斛 30g，炮姜

30g，桃仁6g，山药30g，陈皮10g，炙甘草6g，鲜姜6片。

7剂，水煎服，每日1剂。

按语：患者带下过少，阴道干涩，为肝肾精血不足所致，寐差因血不养心，便秘因血虚。故以生化四物合二至丸加减，祛瘀生新，补养心、肝、脾、肾四脏精血。

第二十一节　不孕症

不孕不育症可由男女双方或单方面因素导致，本病虽不是致命性疾病，但易造成家庭不和及个人心身创伤。夫妻在无防护，有受孕需求，规律性生活至少12个月后仍未受孕者，称为不孕不育症。其中从未受孕者称为原发不孕不育，有过妊娠而后不孕者称为继发不孕不育。对男性称为不育，对女性称为不孕。

《素问·上古天真论》云："女子七岁，肾气盛，齿更发长；二七而天癸至，任脉通，太冲脉盛，月事以时下，故有子。"说明肾气与女性生殖机能密切相关，肾是生殖之本，肾-天癸-冲任-子宫生殖轴是女性生殖生理的核心。

肾主生殖，不孕与肾的关系密切，并与天癸、冲任、子宫的功能失调，脏腑气血不和，胞脉胞络功能失常有关，临床常见的有肾虚、肝郁、痰湿、血瘀等等。临床上又以肾虚血瘀这一证型较为常见。近年来由于人流术的增加致使继发性不孕不断增加。明代薛立斋云："小产重于大产，盖大产如栗熟自脱，小产如生采，破其皮壳，伤其根蒂。"人流术对脏腑、冲任、气血造成损伤，而出现肾虚血瘀，使很多受术者出现月经不调，继发不孕等。

女子以血为本，上为乳汁，下为月经。如果血虚不能充盈胞宫或血走肢体不能下行濡养胞宫，均不能孕育胎儿，故

《内经》把"任脉通，太冲脉盛"作为女子天癸至后月经形成的条件。月事以时下，血脉旺盛，是生育的根本。

故治疗上以调经促孕、温宫养血、活血益肾为治疗不孕症的根本治法。但要根据证候，知常达变。

病案 1

刘某，女，29 岁，1994 年 1 月 16 日初诊。

结婚 5 年，夫妇同居，未经避孕未孕。男方多次检查精液正常，女方妇科检查亦正常。月经后期，量少色暗，带黄有味。伴五心烦热，甚则烦躁欲死，经前症状加重，自觉身热，扪之灼手，小腹部明显，测体温正常。腰膝酸软，口干目涩，便干溲赤。舌质红，舌体瘦，苔黄厚少津，脉沉弦细数。

诊断：原发性不孕。

辨证：肝肾阴虚，血海蕴热，湿热下注。

治法：分清标本缓急，先以易黄汤化裁，清理下焦湿热。

方药：黄柏 15g，白果 10g（打），芡实 10g，车前子 30g（包煎），炒白芍 15g，炒枳壳 10g，连翘 10g，炒山栀 6g，椿皮 10g，生甘草 10g。

共服 5 剂，黄带去，小腹部热减，余症如故。继之更方青蒿鳖甲汤以滋肾养阴，清血海，退虚热。

方药：青蒿 15g，鳖甲 15g（先煎），知母 6g，生地黄 15g，丹皮 10g，栀子 10g，地骨皮 10g，益母草 30g，乌药 10g，怀牛膝 10g。

此方加减连续服用 3 个月，月经周期基本正常，口干目涩、五心烦热等症悉除。末次月经 5 月 3 日，逾期未至，经查已孕。次年顺产一男婴。

按语： 女子不孕，关系在肾及冲任，重在经血，临床多以温肾暖宫、益精养血为主。然临证当详为辨析，审因论治，方能恰中病机。切不可一味温肾，专论暖宫，否则无孕子之功，反有伤母之过。亦不可只顾益精养血，须知血气平和，阴阳平均，方能有子。

病案 2

张某，女，29 岁，2012 年 10 月 10 日初诊。

继发不孕 1 年余，月经后期半年。

患者结婚两年，2011 年 6 月人工流产一次，此后未避孕一直未孕。流产后腰痛，久站久坐后明显，晨起足跟痛，情绪不稳，易急躁，纳可，寐中易惊醒，大便 2～3 日一次，质干，小便正常，带下正常。12 岁初潮，近半年月经后期，周期 30 多天至 2 个月不定，经期 6～7 天，量中，经前偶有乳胀痛，经行腹隐痛，末次月经 2012 年 9 月 29 日。患者既往有附件炎病史。腋前有皮脂腺瘤。丈夫精液常规未查。舌淡苔白，脉沉弦。

患者情绪不稳，夜眠不安，与补心汤加减，补心即是补肾，交通心肾即能通经。

方药：柏子仁 10g，枣仁 30g（打），天冬 10g，麦冬 10g，丹参 30g，元参 10g，红参 10g（先煎），菟丝子 30g，枸杞 30g，砂仁 10g，白芷 6g，巴戟天 30g，淫羊藿 10g，炙甘草 6g。

7 剂，水煎服，每日 1 剂。忌生冷、辛辣。

2012 年 10 月 17 日二诊：药后腰痛减，晨起足跟痛减轻，情绪略平稳，余症同前。舌淡胖，边有齿痕，苔黄白，脉沉滑。肾气渐充，改用少腹逐瘀汤化裁。

方药：小茴香 20g，干姜 6g，延胡索 30g（打），五灵脂 30g，制没药 6g，川芎 6g，当归 6g，肉桂 10g（后下），炒蒲黄 30g（包煎），怀牛膝 30g，桃仁 10g（打），红花 30g，木香 10g，续断 60g，巴戟天 30g，炙甘草 6g。

7 剂，水煎服，每日 1 剂。调护同前。

2012 年 10 月 24 日三诊：药后便转调，眠渐安，舌红，有齿痕，苔薄黄，脉沉数。

上方去桃红、木香、续断、巴戟天、炙甘草，增当归量至 15g，另加赤芍 15g，丹参 60g，香附 15g，肉苁蓉 30g，砂仁 10g（打）。

7 剂，水煎服，每日 1 剂。

2012 年 10 月 31 日四诊：药后月经未行，基础体温单相波动在 36.3 ~ 36.5℃之间，纳可，眠欠安，左下眼睑眴动，大便 2 日一行，不干，舌淡，有齿痕，苔黄白，脉滑数。

方药：寄生 30g，菟丝子 30g，白术 10g，黄芩 10g，砂仁 6g（打），木香 6g，杜仲 15g，陈皮 10g，续断 30g，炙甘草 6g，鲜姜 3 片，大枣 2 个。

6 剂，水煎服，每日 1 剂。

2012 年 11 月 6 日五诊：11 月 4 日自用排卵试纸测到排卵，近日腰酸痛，乳头痛，带下多，透明，基础体温上升至 36.6℃，眼睑眴动止，大便 1 ~ 2 日一行，舌质淡红，边有齿痕，舌苔黄染，脉滑沉数。

方药：龙胆 10g，柴胡 10g，栀子 10g，木通 5g，泽泻 6g，车前子 30g（包煎），当归 10g，川牛膝 6g，白芷 6g，木香 6g，郁金 6g，蒲公英 30g，延胡索 15g（打），合欢花 30g，生甘草 6g。

7 剂，水煎服，每日 1 剂，忌生冷、气恼。

2012 年 11 月 14 日六诊：药后少腹痛及乳房胀减轻，纳可，眠安，大便 1 ~ 3 日一行，舌红，苔薄黄，脉弦细。

方药：小茴香 20g，干姜 10g，延胡索 30g（打），五灵脂 30g，制没药 6g，川芎 6g，当归 10g，肉桂 10g（后下），赤芍 30g，怀牛膝 30g，生蒲黄 30g（包煎），熟军 30g，川楝子 15g（打），炙甘草 6g，鲜姜 3 片，大枣 3 个。

7 剂，水煎服，每日 1 剂。

2012 年 11 月 21 日七诊：上诊服药 2 剂，自测尿妊娠试验阳性，遂停药。11 月 16 日血 HCG209mIU/L。目前上呼吸道感染 4 天，咳嗽，流浊涕，吐黄痰，小腹时痛，纳可，大便 1～3 日一行，多梦。舌红，苔薄黄，脉滑数。

方药：黄芩 10g，升麻 10g，柴胡 30g，苏梗 20g，桔梗 10g，桑叶 6g，双花 15g，连翘 10g，生甘草 6g，寄生 30g，杜仲 15g，鲜姜 3 片，大枣 3 个。

5 剂，水煎服，每日 1 剂。

按语：治疗不孕症，养血是根本，男养精，女养血。男子精冷不育，加木香、砂仁、肉豆蔻可以增加精子成活率。治疗不孕时酌加木香、砂仁、菟丝子暖脾温肾助孕。

女子以血为本，女子生理之经、孕、产、乳均赖于血液的充盛，"苟能谨与调护，则气血宜行，其神自清，月如期，血凝成孕"（《校注妇人良方》），故而治疗不孕症养血是根本。《格致余论》云："阳精之施也，阴血能摄之，精成其身，血成其胞，胎孕乃成，今妇无子，率由血少不足以摄也。"本案患者日久不孕，思虑伤心，心血暗耗，故而先与补心汤，养血安神，交通心肾。再与少腹逐瘀汤及温肾暖脾之品调经助孕而获成功。

不孕不育的治疗思想，总结一句话为"地不耕不种，无阳气不长"。那什么是地不耕不种呢？孕育胎儿在自然界象征着大地孕育植物，也就是农民耕种农作物。要想培育植物，必须先耕地，只有土壤松软植物才可以更好地扎根生长，放在人身体上也是一样，女子以女子胞孕育胎儿，胞络不通，其病因或气滞、或痰阻、或血瘀、或湿滞、或血虚、或气虚、或湿热，这均可以导致胞络不通。加之现代人饮食肥甘厚腻偏多导致痰湿阻滞，及现代清宫术、人流术、避孕环手术、剖宫产手术的逐渐普遍，导致术后胞络气血瘀滞，这时就需要通瘀滞，使胞络气血通畅，方可孕育胎儿。临床上常用方剂有王清任的少腹逐瘀汤、《金匮要略》的温经汤、叶天士《女科全书》中的苍附导痰汤等，配合针刺气海穴、关元穴、子宫穴通经络。这些都是"耕地"的锄头，也就是通胞络的方法，只有胞络通畅，才有种子的可能，此为种子的先决条件。

那什么又是"无阳气不长"呢？在自然界寒冷冬天植物是不能生长，只有到了春天才可以播种农作物，如《黄帝内经》云："春三月，此谓发陈，天地俱生，万物以荣。"天地生物依赖着阳光，有阳光才有温暖，天地俱生之意是天气转暖，地气上升，万物复苏，方可生长化收藏。对应人体孕育胎儿，种子要有阳气才能生发生长，所以在通经络的同时加温经脉、通督脉的药。这里涉及"一源三歧"的概念。奇经八脉中的督脉、任脉、冲脉皆起于胞中，同出会阴。而督脉又称"阳脉之海"，所以加温通督脉之药亦可以温通胞宫，临床上常用药物为鹿角片、菟丝子、补骨脂等。胎儿既成，这时就需要逐月养胎，防止流产，这是基本思想。载胎上行，临床用方有《女科要旨》的所以载丸、《医学衷中参西录》的寿胎丸、《古今医统大全》中的泰山磐石散、《傅青主女科》的保产无忧散，孕期灵活运用，自能保产无忧矣。

另外一点，胎儿的孕育在临床中并非全依赖于女子，男子精弱、无精均可导致不孕不育，所以在临床治疗中建议男女共治，既要保证女子胞宫胞络的通畅得养，又要保证男子精子质量，临床上常用方剂有《证治准绳》的五子衍宗丸。

笔者总结不孕不育的治疗大法为"种子法，地上寻，通胞络，遇阳生"。

第二十二节　多囊卵巢综合征

多囊卵巢综合征是一种病因复杂、临床表现多样的内分泌综合征。以月经紊乱、不孕、多毛、肥胖、双侧卵巢增大、雄激素过多、持续无排卵为临床特征。实验室检查多见雄激素升高、高胰岛素血症、黄体生成激素/促卵泡生成激素比值过大。超声检查可见一侧或双侧卵巢各有 10 个以上直径为 2～9mm 的无回声囊。

中医学无多囊卵巢综合征之名，根据其临床表现可按"月经失调""闭经""不孕"等病治疗。《丹溪心法》云："若是肥盛妇人，禀受甚厚，恣于酒食之人，经水不调，不能成胎，谓之躯脂满溢，闭塞子宫，宜行湿燥痰。"《万氏妇人科》云："惟彼肥硕者，膏脂充满，元室之户不开，夹痰者，痰涎壅滞，血海之波不流，故有过期而经始行，或数月经一行，及为浊，为带，为经闭，为无子之病。"由此可见，其病机大多与痰湿相关，而痰湿的产生与脾、肾、肝三脏功能密切。

"脾为生痰之源"，脾主运化，"饮入于胃，游溢精气，上输于脾，脾气散精，上归于肺，通调水道，下输膀胱，水精四布，五经并行"，《黄帝内经》这段话阐明了水液代谢的过程，这个过程中脾起了至关重要的作用，如饮食劳倦、思虑过度损伤脾胃，致脾虚运化失职，摄入的水液不能通过脾气散精的作用布散全身，精微物质不能化生气血，糟粕不能排出体外，就会形成病理产物——痰湿。

肾为先天之本，主生殖，肾气旺盛是天癸至的前提。若先天不足，或肾气受损，精血不足，则天癸不至，冲任不通，月经不至。肾又主水，肾虚气化不利，水液代谢失常，痰湿内生。

《医贯》言"七情内伤，郁而生痰"，肝主情志，主疏泄，血的运行和津液的代谢都需要气的推动，肝疏泄有度，则气血运行通畅。若精神压力过大，情志失调，而致肝气郁结。疏泄功能减退，则气血运行不畅，而出现瘀血，津液输布异常，水液停滞，形成痰湿。

痰湿壅阻，则形体肥胖。肥胖的本质其实是另一种类型的水肿。痰湿之邪阻滞冲任，胞脉不畅，导致月经失调。痰湿困扰胞宫，则不能摄精成孕。若痰湿蒙蔽清窍，清阳不升，浊阴不降，则出现头晕；痰湿阻于胸中则胸闷；痰湿流于经隧，则四肢倦怠，疲乏无力。痰湿蕴久化热，上蒸于面，出现痤疮；痰湿下注，则带下量多；湿热下注，则带下色黄气秽，阴痒。

多囊卵巢综合征的治疗遵循辨证论治的原则，依据病因病机，给予补肾祛湿、健脾化湿、疏肝行气、湿利湿热等法。

病案1

丁某，女，22岁，2017年11月28日初诊。

月经后期40~120天，始于14岁月经初潮，平素月经量可，带经6~7天，有血块，行经伴小腹冷痛。末次月经11月18日，后期30天，月经量少，色暗，淋沥至今未净。形体适中，体毛偏重，颜面、头皮多油，小腹冷痛，口干，带下如常，纳可，便调，寐安。舌红，苔黄厚而干，脉细滑。曾于某三甲医院妇科诊断为多囊卵巢综合征，2017年9月3日B超检查：双侧卵巢多发小囊泡。

西医诊断：多囊卵巢综合征。

中医诊断：月经后期。

辨证：胞宫虚寒，痰湿阻络。

治法：温宫散寒，祛湿通络，补肾调经。

方药：小茴香20g，干姜10g，延胡索30g，五灵脂30g，炒蒲黄30g（包煎），制没药6g，川芎6g，当归10g，肉桂10g

（后下），赤芍 30g，鸡冠花 30g，熟军 30g，煅牡蛎 30g（先煎），炒山药 30g（包煎），山萸肉 15g，艾叶 10g，炙甘草 6g。

7 剂，每日 1 剂，水煎，分 3 次空腹服。忌生冷、油腻、腥辣，避风寒。

二诊：服药第 4 天，月经净，小腹痛缓解，它症同前，舌红苔黄，脉细滑。药中病机，处方略做调整。

方药：小茴香 10g，干姜 10g，延胡索 15g，五灵脂 15g，川芎 6g，当归 15g，肉桂 10g（后下），赤芍 30g，熟军 30g，煅牡蛎 30g（先煎），炒山药 30g（包煎），山萸肉 30g，菟丝子 30g，苍术 30g，黄柏 15g，香附 15g，炙甘草 6g。

7 剂，每日 1 剂，水煎，分 3 次空腹服。忌生冷、油腻、腥辣，避风寒。

三诊：药后颜面及头皮油脂分泌减少，纳可，寐安，便调。舌红苔黄，脉细。原方再进 14 剂。

患者连续调治 5 个月，月经正常来潮，后以丸剂调治，经电话随访，至今月经正常来潮。

按语： 多囊卵巢综合征，在近年临床多见，一般患者形体丰腴甚至肥胖，体毛较重，月经稀发，多与肾虚、痰湿、血瘀等有关。本案患者虽形体适中，亦有多囊卵巢综合征的典型表现，辨证属胞宫虚寒，痰湿阻络，方用少腹逐瘀汤加味。本方为清代王清任所创，谓其"能将子宫内瘀血化净"，凡妇科有寒、有瘀，即可选用本方，且每每效验。再辅以化湿浊、补脾肾之品，从而使湿去、络通，天癸经血充盛，月事以时下。

病案 2

赵某，女，25 岁，2018 年 2 月 9 日初诊。

因欲嗣育来诊。平素月经后期 10 ~ 60 天，月经量少，色暗，有血块，带经 7 ~ 10 天，经行伴小腹冷痛，形体丰腴，体毛重，手足不温，受凉后易腹胀腹泻，纳可，大便每日一行，软便，寐安，带下如常，末次月经 2017 年 12 月 27 日，避孕，舌淡暗，苔白，舌体略胖大，有浅齿痕，脉沉细。尿 HCG 阴性，B 超检查显示双侧卵巢多发小囊。曾于某三甲医院妇科诊为多囊卵巢综合征，并服炔雌醇，环丙孕酮片治疗。

西医诊断：多囊卵巢综合征。

中医诊断：月经后期。

辨证：胞宫虚寒，痰瘀阻络，脾肾阳虚。

治法：温经暖胞，健脾祛湿，化瘀通络，补肾调经。

方药：小茴香 20g，干姜 10g，延胡索 30g，五灵脂 30g，制没药 6g，川芎 6g，当归 10g，肉桂 10g（后下），赤芍 30g，丹参 30g，熟军 30g，香附 30g，茯苓 30g，山萸肉 15g，炒白术 30g，补骨脂 10g，艾叶 10g，炙甘草 6g。

7 剂，每日 1 剂，水煎，分 3 次空腹服。忌生冷、油腻、腥辣，避风寒。

二诊：服药后，精力体力增加，手足转温，月经未行，它症同前，前方加炒蒲黄 30g，红花 10g，再进 7 剂。煎服法及注意事项同前。

三诊：2 月 20 日经来，小腹冷痛较前减轻，纳可，寐安，便调，舌脉同前，前方进 7 剂。煎服法及注意事项同前。

四诊：2 月 27 日月经净，经量同前，小腹冷痛已缓解，无明显不适症状。纳可，便调，寐安，舌淡红苔薄，舌体略胖大，脉沉细。

处方：小茴香 10g，干姜 10g，延胡索 30g，制没药 6g，川芎 6g，当归 15g，肉桂 10g（后下），赤芍 30g，丹参 30g，香附 30g，茯苓 30g，山萸肉 15g，炒白术 30g，补骨脂 10g，苍术 15g，清半夏 10g，蛇床子 30g，炙甘草 6g。

14 剂，每日 1 剂，水煎，分 3 次空腹服。忌生冷、油腻、腥辣，避风寒。

患者先后连续调理 6 个月，月经基本正常来潮，服丸药善后调理 6 个月备孕，经电话随访于 2020 年初怀孕。

按语： 本案患者有小腹冷痛，手足不温，月经量少，色暗，有血块，脉沉细，此为宫寒血瘀之象，故用少腹逐瘀汤加减化裁。本方为"去疾、种子、安胎"的验方，有调经种子第一方之说。患者形体丰腴，舌体胖大色淡，手足不温，这是脾肾阳虚，痰湿内生的表现。脾虚气血化生不足，痰湿阻滞胞宫，从而使经血不足，月经后期，故加入补肾健脾温阳之品以扶正，健脾化湿祛瘀以祛邪，从而邪去正复，经水自来，经调、天癸精血充盛而有子。临证治疗，不可操之过急，谨守病机，徐徐图之，方获良效。

第三章　薪火传承

第一节　王九一治疗幼稚子宫经验

王九一主任医师从医五十余载，擅长治疗脾胃病、风湿病、不孕不育症，现将其治疗幼稚子宫经验介绍如下。

1. 病因病机

（1）先天因素："女子二七，天癸至，任脉通，太冲脉盛，月事以时下，故能有子。"天癸源于先天而藏于肾，肾主水，藏精，化生天癸，肾气旺，天癸足，人的生殖机能旺盛则性征发育。故肾虚是子宫发育不良的根本因素。冲为血海，任主胞胎，冲任二脉均源于胞宫，冲任司天癸的通行，与生殖器官相连，三者协同作用，维持人体的生殖机能，形成肾－天癸－冲任－胞宫的性生殖轴。肾气虚则天癸不足，冲任乏源，出现子宫发育迟缓或停止发育、经少、经闭甚至不孕等。

（2）后天因素：胞宫的发育盈润与天癸密切相关，而天癸是肾中所藏先天之精所化生，有一个由微至盛，蓄积成熟的过程，这个过程必由后天之精（脾胃化生水谷精气）的培育方能完成。如果在婴幼儿期出现慢性消耗性疾病，伤及脾胃，水谷精气化生乏源，不能充养肾精，则会影响胞宫的生长发育。其次肝藏血，主疏泄，与冲任气血充盛畅行密切相关，而肾主藏精，两脏一开一合，一泄一藏，功能和调，则冲任气血充盈顺畅而胞宫盈润，月经按期而至，反之，肝阴不足，木郁不达，影响气血调畅，则累及胞宫发育。

2. 治疗方法

（1）中药治疗：治宜盈胞启宫，补肾益精，予盈宫汤。

药物组成：丹参 30g，当归 10g，菟丝子 30g，肉桂 10g（后下），紫石英 10g（先下），怀牛膝 10g，水蛭 10g，炙甘草 10g。

加减：偏肾阳虚者加淫羊藿、巴戟天；偏肾阴虚者加女贞子、墨旱莲、紫河车；偏脾虚者加白术、黄芪、山药；形体丰腴，痰湿偏盛者加茯苓、清半夏、白芥子；伴肝气不疏者加柴胡、香附；性欲低下，白带几无，阴道干涩者加淫羊藿、吴茱萸。

（2）针灸治疗：取关元、中极、子宫、血海、足三里、三阴交、肝俞、脾俞、肾俞穴。交替针刺，其中关元、中极、子宫用温针灸。

3. 病案

高某，女，19 岁，学生。1998 年 6 月 24 日初诊。

17 岁初潮，月经稀发，3～5 月一行，经行量少，色黯，带 2～3 日净。刻诊：闭经 9 个月，白带少，皮肤干燥，纳可，寐安，二便如常，舌质淡红，舌体瘦薄，苔薄黄，脉沉细。B 超示：子宫发育不良，宫体 3.6cm×2.4cm×2.3cm。予盈宫汤加减。

方药：丹参 30g，当归 10g，菟丝子 15g，肉桂 6g（后下），紫石英 6g（先下），紫河车 10g，怀牛膝 10g，水蛭 6g，炙甘草 10g。水煎服，每日 1 剂。

10 剂后经行量少，色黯红，4 日后经净。依法继续调治 1 年余，月经来潮渐规律，40～50 日一行，量中，色鲜，4～5 日经净，白带量渐增。复查 B 超：子宫体较前增大，为 4.0cm×3.1cm×2.8cm，停药。

3 年后结婚，因不孕而诊。

方药：丹参30g，当归10g，熟地黄15g，菟丝子15g，淫羊藿6g，紫石英10g（先下），紫河车10g，女贞子20g，怀牛膝10g，水蛭10g，炙甘草10g。水煎服，每日1剂。

调理6个月怀孕，次年顺产一女婴，复查B超：子宫体正常大小，5.6cm×4.2cm×3.5cm。

4. 讨论

幼稚子宫又名子宫发育不良，系副中肾管汇合后短期内停止发育所致。青春期后子宫较正常小，宫颈呈圆锥形，相对较长，宫体与宫颈比例为1∶1或2∶3，患者通常以月经量少、稀发、闭经或不孕就诊。现代医学主张用小剂量雌激素加孕激素序贯治疗，连续应用4~6个周期。

中医古籍无幼稚子宫病名，属经闭、血枯、不孕范畴。《素问·奇病论》有"胞脉出诸肾"之论。王老认为，肾精亏损为幼稚子宫的主要病因，盈宫汤盈宫育胞、补肾益精，治疗子宫发育不良及引起的经少、经闭、不孕等疗效满意。现代药理研究认为，丹参可提高血中雌二醇（E_2）含量，使子宫重量增加，促进卵巢发育；菟丝子平补肾气，温而不燥，补而不滞；肉桂、紫石英温肾育胞，水蛭活血化瘀，促进局部微循环；怀牛膝引药入肾，直达胞宫；炙甘草调和诸药。配合针灸，共同起到培元益肾、盈育胞宫作用。补肾药有类似性激素样作用，能调整下丘脑－垂体－卵巢轴各反馈环节，调整肾上腺素分泌，促进卵泡生长发育，增加子宫内血液灌注量，可使实验小鼠子宫重量增加。少佐水蛭，活血通络，促进局部微循环，改善局部供血，促进子宫发育。但本病病情顽固，不易速愈，应同时做好患者思想工作，使其坚持治疗，缓以图功。

第二节　济阴行水法治疗妇女特发性水肿

妇女特发性水肿，又称为"向心性水肿"或"功能性水肿"，是一种因内分泌、血管、神经等诸多系统失调，而导致水盐代谢紊乱的综合征。此综合征一般发生于 13～55 岁的女性，水肿的发生往往与月经相关，其主要发病机理，曾被考虑为内分泌功能失调以及对直立体位反应的异常等。

特发性水肿属中医学"水肿"的范畴，临床以生理阶段又划分为青春期水肿、生殖期水肿、更年期水肿等。历代医家对妇人水肿的论述颇为丰富，随着时代的发展，其理论内容及治疗方法也不断地被充实和完善。依据前人的理论和多年的临床经验，我们应用水济阴行水法治疗该病取得了理想的效果。

1. 病因病机

《素问·至真要大论》云："诸湿肿满，皆属于脾。"清代《叶氏女科证治》指出："经来遍身浮肿，此乃脾土不能化，水变为肿。"均认为水肿与脾失健运有关。肾为水脏，主液，肾在水液代谢中起着极为重要的作用，通过肾阳的蒸化作用，司水液代谢职能。肝藏血，主疏泄条达，肝血虚或肝失条达等因素也会影响水液代谢。《妇人大全良方·经脉总论》载，妇人"若遇经行，最宜谨慎，否则与产后症同类。若被惊怒劳役，则气血逆乱，经脉不行，多致劳瘵等疾……若逆于头面肢体之间，则肿痛不已"。《古今图书集成医部全录·产后门》说："产后败血，乘虚停滞，循经流入四肢，浸淫日深，却还不得，腐败为水，故令面黄，四肢浮肿。"《仁斋直指方》云："七情郁结，气道壅塞，上不得降，下不得升，身体肿大，四肢瘦削，是为气胀。"《中医妇产科学》说：因经前、行经时气血下注于胞而为月经，月经乃血所化，赖气以行，脾肾两脏为气血津液生化之源，若素体脾肾虚损，精血不足，值行经之际脾肾更虚，精血愈亏，则气化行水失司，水湿生焉，因而浮肿，即"气行则水行，气滞则水停"。

综上所述，妇女特发性水肿的形成主要与肝、脾、肾、精

血不足有关。肝主疏泄，脾主运化，肾主水液，三脏功能调
和，则水液代谢正常。因月经、胎孕、产育、哺乳等均以血为
本，经气化作用而使血液不断地变化和消耗，致使机体处于阴
血相对不足状态。《灵枢·五音五味》云："妇人之生，有余
于气，不足于血，以其数脱于血也。"肝脾肾亏损，精血不
足，功能失常，经前或经期气血下注冲任，脾气愈虚，不能运
化水湿；阴血聚于下，有碍肾阳蒸化，不能化气行水；冲任气
血失和，气滞则水湿运化不利；经后及血虚经闭者，营血亏
虚，肝失所养，疏泄水液功能失常；瘀血内阻，经气不利，影
响水液运行，使之停聚溢于肌肤为患；绝经前后，肾气渐弱，
天癸渐竭，精血衰少，肝肾亏损，水失输化，均致水液停滞，
诱发或加重水肿。

　　青春期水肿的患者，脏腑尚不完实，形气未充，脾肾两
虚，精血不足，天癸虽至，而不盛实，临床多见水肿兼有单纯
性肥胖症。生育期水肿的患者多因内伤七情，思虑过度，五志
过极，房劳过度，"人流""药流""半产"等，损伤五脏精
血，耗竭天癸物质，或忍饥负重，或由先天不足，均可使肝脾
肾功能失常，产生水肿。进入更年期，特发性水肿成为更年期
患者的一个主要临床表现。因为人到了40岁以后，肝肾精血
渐亏，其生机由鼎盛时期开始逐渐衰退，尤其天癸物质随年龄
的增长，日趋枯竭，多在绝经期前后月经不规则，伴发水肿。

　　2. 治法

　　水不自行，赖以气动；女子以血为本，以气为用。特发性
水肿是机体阴阳失衡、气血失和、气化功能障碍的一种表现。
针对妇人肝脾肾亏损，精血不足，天癸衰少的病理基础，确立
济阴行水之法，济阴调经，益气行水，补中寓攻，经水两调。

　　济，补益之意，女人、肝、脾、肾、精血、天癸物质
（天生一水）均属阴，济阴即是补益妇人肝、脾、肾、精血、

天癸为核心，以达到阴阳平衡，气血和调，天癸物质充足旺盛，消除早衰，延缓衰老之目的。行，运行疏利，行水即是运化水湿，使因气化失司、经血失调所致的水湿消退，达到消除水肿之目的。

3. 方药

（1）基本方：当归6g，黄芪15g，茯苓15g，白术9g，女贞子9g，旱莲草15g，枸杞10g，怀牛膝15g，车前子9g，益母草18g。

君药当归，养血调经，济阴强肝，血充经调，使肝脉条达，水湿方可正常运化。伍黄芪可加强补血之功，黄芪、茯苓、白术补气健脾为臣药，辅助君药以化水湿；女贞子、旱莲草、枸杞、怀牛膝、车前子为佐药，滋阴补血益精以养肝肾，并能清肝肾经虚火，是益上荣下的绝好对药；益母草入血分，化瘀调经，利水消肿，为全方之使。诸药相合，共奏济阴调经、益气行水消肿之功。全方10味，组方结构严谨，选药精当，药理明确，切中病机。

（2）加减：阴血亏虚出现便秘者重用当归、女贞子、旱莲草，各增至30g；脾肾气虚致便溏者，加山药、车前子各15~30g；肝胃不和而表现为胃胀者加青皮10g；血不养心，夜卧不安者加丹皮15~30g。青春期水肿宜加熟地黄、菟丝子各15g以温补肾元；生殖期水肿注重调和肝脾，可加柴胡6g，香附15g；更年期水肿宜温肾暖脾，加淫羊藿12g，巴戟天10g。

4. 典型病例

李某，女，42岁，教师，因双下肢水肿2个月于2009年3月11日就诊。

患者于2个月前无明显诱因出现双下肢水肿，按之没指，良久不起，休息后减轻，下午加重，情绪低落。纳可，便调，寐安，舌红苔少，脉细弱。闭经 5 个月。血、尿常规检查均正常，肝、胆、脾、胰、双肾、子宫、附件 B 超检查未见异常。

西医诊断：特发性水肿。

中医诊断：水肿，肝脾肾俱虚，气血失调，天癸亏少，水湿不得运化。

方药：当归 10g，黄芪 15g，茯苓 15g，白术 9g，女贞子 15g，旱莲草 15g，枸杞 15g，怀牛膝 20g，车前子 15g（包煎），益母草 18g，山萸肉 10g，红花 15g。水煎，早晚分服。

服 3 剂水肿减轻，情绪渐佳。继服 4 剂水肿消失，月经来潮。随访 6 个月未复发。

第三节　王九一应用大柴胡汤经验

大柴胡汤出自《伤寒论》，是治疗以"呕不止，心下急，郁郁微烦""伤寒十余日，热结在里，往来寒热""伤寒发热，汗出不解，心中痞硬，呕吐而下利"为主症的方剂。《金匮要略·腹满寒疝宿食病》篇以此方治疗"按之心下满痛"。方中柴胡归肝、胆经，能疏散退热，除少阳之邪，同时又有疏肝解郁利胆之效；黄芩归心、肺、胃、胆、大肠经，可清三焦之热；大黄既可泻阳明实热，又可活血化瘀，推陈致新；枳实行气消痞除满；芍药柔肝缓急止痛；半夏和胃降逆，配生姜以止呕逆；大枣、生姜配伍能和营卫，行津液，调和脾胃。综观全方，当有疏肝解郁、和解少阳、通腑泻热、活血化瘀、和胃降逆之效。

王九一老师临证遵循师古不泥古的原则，强调辨证论治，提出只要病机相合，无论何病都可用是法、是方治疗的观点。兹举数例王九一老师应用大柴胡汤医案以飨读者。

1. 胁痛

靳某，男，32 岁。2011 年 12 月 8 日初诊。

主诉：左胁疼痛 20 天。

现病史：20 天前患者因急性胰腺炎住院治疗 18 天，症状缓解后出院。现左胁阵发疼痛，痛有定处，纳少，便软，寐多梦，舌红，苔黄厚腻，脉弦细。查血淀粉酶 188U/L，脂肪酶122U/L，尿淀粉酶 3015U/L。

诊断：胁痛。

辨证：肝胆湿热，气滞血瘀。

治法：利胆疏肝，清热化瘀。

方药：大柴胡汤加味。柴胡 30g，大黄 10g（后下），枳实10g，黄芩 10g，清半夏 10g，白芍 30g，茵陈 30g，泽兰 30g，王不留 30g，丹参 30g，青皮 10g，郁金 10g，炙甘草 10g。3 剂。

2011 年 12 月 13 日二诊：服药后左胁痛减轻，纳增，便软，仍多梦，舌红苔黄腻，脉弦细。查血淀粉酶 140U/L，脂肪酶 89U/L，尿淀粉酶 2572U/L。药中病机，继服前方 10 剂。

2011 年 12 月 25 日三诊：左胁痛偶发，纳可，梦减少，舌红，苔薄黄略腻，脉弦细。查血淀粉酶 52U/L，脂肪酶45U/L，尿淀粉酶 490U/L。

柴胡 15g，大黄 6g（后下），枳实 10g，黄芩 10g，清半夏10g，白芍 30g，茵陈 30g，炒枣仁 30g（打），炙甘草 6g，鲜姜 6 片，大枣 3 个。10 剂。

1 个月后电话回访，药后已无自觉不适，各项检查均正常。

按语：《灵枢·五邪》载："邪在肝，则两胁中痛。"王九一老师认为，患者平素饮食不节，饮酒过量，致脾胃损伤，湿浊内生，阻遏气机，肝胆疏泄失于条达，故致胁痛。肝郁日久，久病多瘀，瘀血停着，痹阻胁络，故痛有定处。湿浊停滞胃脘，则纳呆。肝失条达，气郁化火，热扰心神，故多梦。气机郁滞，鼓动血脉之力被束，则脉弦细。舌红，苔黄厚腻，为湿热蕴结之象。胆属少阳，肝与胆相表里，胆腑清利则肝气条达，故选用大柴胡汤利胆疏肝，清热化瘀，恰能切中病机。加青皮、郁金以理气；茵陈清利湿热；炙甘草配白芍柔肝，缓急止痛；泽兰、王不留、丹参活血养血。诸药合用，肝胆疏利，湿热浊邪得清，瘀血得祛，新血得生，肝络得养，则胁痛自除。人体各脏腑机能恢复正常，气机升降出入得当，新陈代谢旺盛，各项化验指标自然趋于正常。

2. 胸痹

尚某，男，50 岁。2012 年 2 月 17 日初诊。

主诉：胸闷、胸痛 4 个月。

现病史：患者 4 个月前因情志不遂致胸闷、胸痛、气短、乏力，先后输参芪注射液、复方丹参注射液，口服生脉饮等药，均未见效。现胸闷，胸痛，自汗，乏力，乏神，动则气喘，脘腹胀满，入睡困难，大便干，3～4 日一行。形腴，面赤。舌暗红，苔黄厚干，脉弦数。心电图：窦性心律，ST－T 改变。

诊断：胸痹。

辨证：气郁化火，热结三焦。

治法：解郁清热，通利三焦。

方药：大柴胡汤加味。柴胡 15g，大黄 10g（后下），枳实 10g，黄芩 10g，白芍 30g，清半夏 15g，莪术 30g，厚朴 15g，郁金 10g，瓜蒌 30g，青皮 10g，茵陈 30g，丹参 30g，炒枣仁 30g（打）。5 剂。

2012 年 2 月 23 日二诊：诸症均明显减轻，大便仍干，日一行。舌暗红，苔薄黄少津，脉弦。前方去厚朴，继服 7 剂。

2012 年 3 月 3 日三诊：胸闷、胸痛未作，腹胀好转，力增，可从事一般家务活动。入睡尚可，多梦，自汗减轻，大便溏，每日 2 次。舌红，苔薄黄，脉弦。

柴胡 15g，黄芩 10g，清半夏 15g，党参 10g，丹参 30g，砂仁 6g（后下），檀香 10g，炒枣仁 30g（打），煅牡蛎 30g（先煎），莪术 15g。7 剂。

药后诸症消失，自行停药，1 个月后电话回访，已如常人。

按语： 王老师认为，患者因情志不遂致气机郁滞，三焦气机升降失常，气郁上焦则胸闷、胸痛，郁于中焦则脘腹胀满，气郁下焦则大肠传导失司而大便干。气郁日久化热，"壮火食气"，而致正气不足，出现气短、乏力。热郁胸膈，气机升降出入的道路受阻，致动则气喘。热邪迫津外泄则自汗。热扰心神则入睡困难。郁热上蒸于面则面赤。舌脉均为热郁之象。此病机与大柴胡汤和解少阳、通利三焦之功用相吻合，故用大柴胡汤加理气消胀中药，既调少阳枢机，又清三焦之热，三焦气机调畅，人即安和。

3. 呃逆

尚某，男，75 岁。2009 年 5 月 3 日初诊。

主诉：呃逆 20 余天。

现病史：患者于半年前确诊为白血病，20 天前于放疗结束后发生呃逆，频繁发作，无休无止，血液科认为与放疗无关，请中医科会诊治疗。患者精神尚可，口苦纳呆，便秘，大便数日未行，苔白厚，脉虚弦。

诊断：呃逆（膈肌痉挛）。

辨证：胃肠积热，邪郁肝胆，上扰胸膈。

治法：急则治其标，用疏泄肝胆、通腑泄热之法。

方药：大柴胡汤加减。

柴胡 10g，大黄 6g（后下），枳实 15g，黄芩 10g，清半夏 10g，党参 15g，陈皮 10g，草豆蔻 6g，炙甘草 10g，鲜姜 3 片，大枣6个。

2剂药后症状减轻，继服2剂呃逆消失，复由血液科治疗。

按语： 王老师认为，患者因肝胆郁热，阻滞气机，阳明腑实，通降失常，致气的转输失调而出现枢机不利，气逆于上而导致呃逆；邪郁肝胆，故口苦；纳呆，苔白厚，均为胃肠积滞之征。方用大柴胡汤和解少阳，通利三焦，调达上下，和畅气机。陈皮、草豆蔻理气安中开胃。因年龄较大，化疗伤正，脉虚，故加入党参以扶助正气。诸药合用，三焦通利，上下条达，气机和畅，呃逆自除。

4. 感冒

周某，女，8岁。2013年5月6日初诊。

主诉：发热1天。

现病史：患者1天前始发热，最高体温40℃，服百服宁后汗出，体温下降，约2小时后体温复升至38.5℃以上，每4个小时退热药一次。现体温39.5℃，手足凉，恶寒，咽隐痛，纳呆，便干，舌红，苔薄黄，脉数。

诊断：感冒。

辨证：少阳兼里实。

方药：大柴胡汤加味。

柴胡30g，黄芩10g，大黄3g（后下），枳壳3g，清半夏3g，白芍6g，青蒿30g，天花粉10g，芦根20g，炙甘草6g，生姜3片。2剂，每日3次，饭后半小时服药。

患者服药1次热退身凉，手足温暖，按时服药体温未再升至37.7℃，服2剂后诸症悉除。

按语： 患者感受外邪，屡经发汗而邪不解，病入少阳，正邪交争，故发热；枢机不利，阳气被郁，不能达于四末而手足凉，不能温煦肌表而恶寒；三焦气机阻滞，升降失常，热结于里，出现纳呆，便干。咽隐痛、舌红、苔薄黄、脉数为热郁的表现。此案符合"伤寒发热，汗出不解"；虽不是"呕吐而下利"，但纳呆、便干也是影响到了阳明，故应用大柴胡汤治疗。药后少阳和解，枢机宣展，里实得通，诸症自除。王老师强调，临证切不可拘泥于条文，死于句下，一定要灵活变通，领会经典的旨义，通过主症抓主证，依证立法，以法统方，方证相符，自能药到病除。

第四节　王九一治疗闭经经验

凡女子年逾 18 岁尚未初潮，或已建立月经周期又中断 3 个月以上者，即称为闭经。前者称为原发性闭经，后者称为继发性闭经。在此我们只讨论继发性闭经。《素问·阴阳别论》中将其称为"女子不月""月事不来""血枯"。张景岳把其归之为"血枯"和"血隔"。闭经的病因有先天禀赋不足，后天失养，情志郁结，劳倦内伤，外感六淫等，但其病机不外虚实两端，虚者多因肝肾不足或精亏血少致经源匮乏，血海空虚，无血可下，实者多为气滞血瘀、痰湿阻滞或寒积等胞脉壅塞，冲任阻滞，脉道不通，而经血不得下行。王九一老师认为，对闭经的治疗应从整体出发，重在调补通经。月经的产生是脏腑、气血、经络协调作用于胞宫的结果。所谓调补即调节全身脏腑、经络气机，使之功能协调，气血生化有源，从而达到血海充盈，脉道通畅，"月事以时"的目的。

1. 病机与治法

（1）调经之要在于调肝肾：古云："经水出诸肾。"肾虚冲任不足，血海空虚，无血可下，是闭经的主要病机。正如《医学正传·妇人科》云："月经全借肾水施化，肾水既乏，则经血日以干涸而闭也。"可见肾中精气充足是"天癸至"的先决条件。肝藏血，主疏泄。《傅青主女科》曰："经水出诸肾，肝为肾之子，肝郁则肾亦郁矣。"因此肝的疏泄功能正常是"月事以时下"的必要条件。临证所见闭经病例无论虚实，多兼肝肾病证，故调理肝肾尤为重要。

（2）补之基础在于固脾胃、养心血：女子以血为本。脾胃为后天之本，气血生化之源，气机升降之枢。脾强胃健，气血化生有源，下注冲任，胞宫有血可藏；心主血脉，只有心气才能推动血的运行，使血液流行，脉道通利，五脏六腑、形体官窍才能维持正常的功能活动。故固护脾胃，养其生化之源，补益心血，为心气的生成和功能活动提供精微物质，使血盈脉畅，本固血充经自通。

特别需要指出的是，在临床工作中痰湿阻滞型闭经尤为常见，而痰湿的产生产离不开肝、脾、肾三脏。脾主运化水湿，肾阳主水液蒸化，肝气疏泄有利于水液输布，因而其治疗也要从调肝肾、补脾胃入手，方能标本兼治，药到病除。

2. 治疗方药

基于上述观点，王老师数十年来运用"加味四物汤"随症加减治疗闭经取得满意效果。方由四物汤加丹参、肉桂、香附、怀牛膝、茯苓组成。其中当归补血活血，和肝止痛，为妇科调经要药；熟地黄养血滋阴，补精益髓，既为补血要药，又是滋阴主药；川芎辛香行散，温通血脉，既能活血祛瘀，又能行气开郁，前人称为血中之气药，有通达气血的功效；白芍养血调经，柔肝止痛。研究表明，归、芎、芍、地四药等量则补血行血均衡，地、芍量大于归、芎则重滋阴补血，地、芍量小于归、芎则重在行血和血。丹参养心血，活血通脉；肉桂补火助阳，温通经脉，有温运阳气、鼓舞气血生长的功效；怀牛膝补肝肾，活血祛瘀，引血下行；香附疏肝理气，调经止痛；茯苓利水渗湿，健脾。诸药合用，寓攻于补，共奏调肝补肾、健脾养心、行气养血、温通经脉，燮理阴阳的作用。

临床应用中根据辨证选择适当的配伍比例，随症加减变通，每能获得良效。肝肾不足加杜仲、山萸肉、枸杞、菟丝子等补益肝肾；气血虚弱者加人参、黄芪、白术、砂仁、陈皮等益气健脾，以强气血生化之源；气滞血瘀者酌加桃仁、红花、王不留、川楝子、陈皮、枳壳、柴胡、延胡索等理气活血，化瘀止痛；痰湿阻滞加白芥子、苍术、白术、橘红、半夏等燥湿祛痰；寒凝血瘀者酌加小茴香、制附子、干姜等温经散寒止痛。

3. 典型病例

张某，女，17 岁。2003 年 8 月 11 日初诊。

主诉：闭经半年。

病史：患者 13 岁月经初潮，行经正常，14 个月前因中考紧张月经稀发，6 个月后闭经，每服"黄体酮"行经，停药则月经不行。现月经 5 个月未行。形体丰腴，无异常感觉，舌红苔黄，脉沉细数。查 B 超：子宫、附件未见异常。

诊断：闭经，痰湿阻滞型。

患者历经中考，思虑过度，劳伤心脾，致心血不足，脾失运化，肝肾失于后天濡养。肝、脾、肾三脏功能失调，又导致痰湿内生，阻塞脉道。经血乏源，疏泄失常，脉道不通，致月经不行。

治法：补肾养心，健脾祛湿，温阳通经。

方药：丹参 30g，川芎 10g，当归 10g，熟地黄 15g，白芍 15g，牛膝 15g，香附 30g，茯苓 30g，苍术 15g，橘红 10g，清半夏 10g，白芥子 6g，王不留 30g，肉桂 10g（后下）。6 剂。每日 1 剂，水煎服。

二诊：药后腰腹隐痛，乳房胀痛，舌红苔少，脉沉细数。

前方加菟丝子 30g，补骨脂 10g，细辛 6g，砂仁 6g，继服 6 剂。

三诊：药后腰腹痛及乳房胀痛均消失，舌红苔少，脉沉细滑数。继服前方 5 剂。

四诊：8 月 26 日于服第 15 剂药时行经，量可，色正，无腹痛，现经量已减少。舌红，苔薄黄，脉沉细滑数。

方药：丹皮 10g，丹参 30g，当归 10g，川芎 6g，香附 15g，怀牛膝 15g，茯苓 30g，白术 10g，柴胡 10g，葛根 15g，木香 10g，延胡索 15g。4 剂。

病情稳定，非经期继以 8 月 11 日方加减调理，经期以四诊方加减调理，3 个月后，月经周期基本规律，行经正常，嘱其平时服用"人参归脾丸"以巩固疗效。半年后随访月经正常。

"治病必求于本"为中医治病原则。王老师指出，治疗闭经，切忌见闭经就用破血之品，否则无异于杀鸡取卵。应详加辨证，合理用药，遵大法，又灵活运用，知常达变，方能得心应手，使药达病所，经闭自除。

第五节　口腔溃疡的中医治疗

口腔溃疡，是发生在口腔黏膜上的表浅性溃疡，大小可从米粒至黄豆大小，呈圆形或卵圆形溃疡面，周围充血，可因刺激性食物引发疼痛，一般 1 ~ 2 周可以自愈。普通感冒、消化不良、精神紧张、郁闷不乐等情况均能引起该病的发生。好发于唇、颊、舌缘等，在黏膜的任何部位均能出现，但在角化完全的附着龈和硬腭则少见。口腔溃疡呈周期性反复发生，医学上称复发性口腔溃疡（ROU）或复发性阿弗他口炎（RAS）。可一年发病数次，也可以一个月发病几次，甚至新旧病变交替出现。该病多数发生在 20 ~ 50 岁的患者。

口疮虽生于口，但与内脏有密切关系。脾开窍于口，心开窍于舌，肾脉连咽系舌本，两颊与齿龈属胃与大肠，任脉、督脉均上络口腔唇舌，所以口疮的发生与五脏关系密切。《素问·至真要大论》说："诸痛痒疮，皆属于心。"口疮之火，不独责之于心。平时忧思恼怒，嗜好烟酒咖啡，过食肥甘厚味，均可致心脾积热、肺胃郁热、肝胆蕴热，发为口疮，多为实证；肾阴不足，虚火上炎，发为口疮，多为虚证；年老体弱，劳倦内伤，损伤脾胃，可致中焦枢纽失司，上下气机不通，上焦之阳不能下降，下焦之阴不能上行，心火独盛，循经上炎，也可发为口疮，此多为虚证。李东垣在《脾胃论》中说："脾胃气衰，元气不足，而心火独盛。心火者，阴火也，起于下焦，其系于心，心不主令，相火代之"，"胃病则气短，精神少而生大热，有时胃火上行，独燎其面"。

治疗口疮要分虚实，辨脏腑，辨病与辨证相结合，才能取得较好疗效。口疮临床见症颇多，其中以心脾蕴热和虚火上炎最为多见。若患者是青年，口疮剧痛，犹如火灼，便干尿黄，多为实火，当责之于心、胃、肝，治宜清热泻火、解毒止痛为主。如舌头溃疡较重，多责之于心，以黄连解毒汤、清心莲子饮随症加减；如口腔溃疡兼见口臭口干，牙龈肿痛，口唇焦裂，多责之于胃，以清胃散，随症加减；如兼见头晕头痛、目赤目眩、头面烘热、口苦咽干等肝火上炎症状，则以龙胆泻肝汤，随症加减。但火性炎上，上炎头面诸窍，一经有火，则可"燎原"诸经，临证不可拘泥。

若患者年老体弱，或女子血虚之体，口疮隐隐作痛，咽干舌燥，烦热或五心烦热，舌红少津，为虚热虚火，治宜养阴生津，清降虚火。此类患者多在降火药物中配以滋阴之品，在滋肾阴的同时兼顾肺胃，多以知柏地黄汤、沙参麦冬汤、益胃汤随症加减。

病案举例

案例1

杨某，女，27岁。

口腔溃疡、牙龈肿痛反复发作2年余，甚则咽部脓肿，口气秽浊。月经、带下如常，阵发性胸部刺痛。纳可，寐安，便干，大便2~3日一行。形体偏瘦，舌淡红，有齿痕，脉弦滑。

方药：升麻60g，黄连10g，生地黄30g，当归20g，生石膏30g（先煎），知母20g，麦冬10g，怀牛膝30g，丹皮10g，炙甘草10g，蒲公英30g。

7剂后患者症状明显减轻，又以清胃散加减，服5剂痊愈。

按语：此患者牙龈肿痛、口气秽浊、便干，乃胃火症状明显，故用清胃散加减治疗。

案例2

周某，男，37岁。

口腔溃疡、口唇疱疹7天。病初发热，体温38~39℃，经打针、输液后热退，头晕，小便黄，口腔溃疡影响纳食，寐差，便调。舌红，苔焦黄厚，脉沉弦。血压140/100mmHg。曾患中耳炎引起右耳聋。

方药：桑叶10g，杏仁10g，栀子30g，元参30g，炙枇杷叶30g，连翘30g，板蓝根30g，花粉30g，生石膏60g（先煎），蒲公英60g，生甘草10g。

7剂后患者溃疡消失。

按语：此患者，发病于9月，燥邪当令，故用桑杏汤加减，清外感余热，滋阴润燥，则溃疡自消。

案例3

陈某，女，56岁。

口舌溃疡、疼痛3年，严重时咽痛，每因感冒、食刺激性食物加重。晨起口苦，烘热汗出，纳可，寐多梦，便调。舌暗红，苔薄黄，脉弦。7年前因子宫肌瘤切除子宫。

方药：栀子30g，连翘30g，莲子心6g，竹叶6g，麦冬15g，丹皮15g，炒枣仁60g，煅牡蛎30g（先煎），木通3g，白芍30g，黄芩10g，茵陈30g，怀牛膝45g，百合60g，生地黄30g。

7剂后患者症状明显减轻。

按语：该患者舌部溃疡、疼痛，为心经有火；晨起口苦，为肝经有热；烘热汗出，又为更年期症状。在方药中，有清心莲子饮、龙胆泻肝汤、百合地黄汤的影子。笔者方药不拘泥一证一方，根据患者实际，将成方裁裁剪剪，所谓无方胜有方。

案例4

何某，男，49岁。

口腔溃疡反复发作2~3个月，以嘴唇内侧为重。鼻干，目干，咽干，口渴，纳可，寐安，便干，1~2日一行。舌红，苔黄少津，脉沉弦细。

方药：知母15g，黄柏30g，生地黄15g，丹皮10g，泽泻10g，莲子心6g，栀子15g，连翘15g，石斛30g，怀牛膝30g，茯苓30g，山萸肉15g，女贞子20g，旱莲草20g，砂仁10g（后下）。12剂，水煎服，每日1剂。

汤药后，配丸药服半年巩固。

按语：该患者，年过六八，阳气衰竭于上，面焦，发鬓须白，肾气虚弱，阴虚火旺，虚火上炎则口、鼻、目干燥，以知柏地黄汤合栀子连翘汤加减，滋阴清火。又因"阳虚好治，阴虚难调"，故配服丸药，巩固治疗。

总之，口腔溃疡，皆因"火"引起，无论是实火还是虚火，无论是肝火、心火、胃火、肾火，都应根据患者体质，随机应变。治疗一脏，兼顾他脏。实火，以清热为主。溃疡日久，或年事已衰，或素体不足，祛邪兼以扶正，清热兼以养阴。

第六节　脂溢性脱发治疗

脂溢性脱发，又名男性型秃发、雄激素源性秃发，中医称之为"发蛀脱发"，是皮肤科的常见病、多发病，也是难治性疾病之一。由于本病影响美观，常给患者带来很大的精神压力和心理负担。随着人民生活水平的提高，以及对健康和美的追求，人们对本病治疗的要求更为迫切。中医对本病不断进行探索、研究和治疗，并且取得了一定进展，现将几年来的成果综述如下：

1. 病因病机

《内经》云："血气盛则肾气强，肾气强则骨髓充满，故发黑；血气虚则肾气弱，肾气弱则骨髓枯竭，故发白而脱落。"历代医家认为肾藏精，其华在发，发为血之余。发的生长与脱落、润泽与枯槁，虽依赖于肾中精气的充养，亦与其他脏腑息息相关。《素问·五脏生成》说："肺之合皮也，其荣毛也。"肺的生理功能正常，则皮肤致密，毛发光泽。反之，肺气虚，宣发卫气和输精于皮毛的生理功能减弱，则可出现多汗、多脂，或皮毛憔悴枯槁。脂溢性脱发与脾脏也有着密切的关系。《素问·至真要大论》说："诸湿肿满，皆属于脾。"若平素多食肥甘厚味，脾失健运，不能升清降浊，中焦湿热内生，熏蒸皮毛，耗伤发根阴血，毛发失荣，表现为头发油腻多屑，渐成枯槁，可致脱发。《内经》谓："饮食自倍，肠胃乃伤……多食甘则骨痛而发落。"《医碥·须发》云："年少发白早脱，或头起白屑者，血热太过也。"素体血热，复感风邪，以致腠理不固，毛窍张开，风热之邪乘虚而入，日久化燥伤阴，阴血不能上润巅顶荣养毛发，则毛根干涸，发焦脱落。《血证论·瘀血》云："瘀血在上焦，或发脱不生。"《医林改错·通窍活血汤所治之症目》云："皮里肉外血瘀，阻塞血络，新血不能养发，故发脱落。"情志抑郁，肝失疏泄，气血运行不畅，久则气滞血瘀，或因"久病入络"，瘀阻毛窍，血不能上荣发根，故致脱发。

前人对肝肾不足、精血亏虚脱发，血热风燥脱发，湿热内蕴脱发，血瘀络阻脱发等病因病机均有论述，唯对湿饮痰浊瘀的阐述不足，近几年关于脂溢性脱发的病因探讨见仁见智，各有千秋。

陈青、逄承喜、谈国标认为，脂溢性脱发多因为脾虚运化失常所致。长期饮食不节，恣食肥甘厚味，损伤脾胃，致水饮内停，湿蕴化热，熏蒸于上，使营卫失调，腠理不固，脉络瘀阻，精血生化不利，而致毛发失养脱落。脂溢性脱发大多属此类型。傅丽珍认为，湿热内蕴与血虚风燥是发病重要因素。张苍等提出脂溢性脱发的病因不外内湿与外风。病机为肝失疏泄，风邪上扰，风湿搏结，兼见脾湿内蕴，肾精不足。陈启雄提出，阴虚湿盛为本病发病的重要因素，治宜健脾祛湿，滋阴固肾。陈达灿认为，肝肾阴阳平衡失调，尤其是肾阴不足，是脂溢性脱发的主要病机。此类患者多由于学习、工作紧张，睡眠不足，日久肾阴暗耗，致阴阳失衡，精血亏虚，则毛发生长无源，毛根空虚而发落。同时也认为脂溢性脱发的发生与湿、热等"实邪"密切相关。杨伟群认为，血虚不能随气濡养皮肤，毛孔开张，风邪乘虚袭入，风盛血燥，或因情志抑郁，肝郁气结，过分劳累，心气乃伤，气滞血瘀，导致发失所养则脱落。喻文球认为，脂溢性脱发的本质和根源应为阴精亏损，精气不固，风邪上扰，血热风燥和脾胃湿热，病变性质多表现为虚实夹杂或本虚标实证。综上所述，我们认为，思虑过度，脾失健运，湿饮痰浊瘀阻皮毛气血，使毛发失荣，是其主要病因病机。

2. 辨证论治

（1）湿热蕴结型：相当于湿性脂溢性脱发。症见头发稀疏脱落，头皮有脂性分泌物，发质油腻，伴多汗、口苦、大便干，舌质红，苔黄腻，脉濡或弦数。魏跃钢治以清热利湿，方用龙胆泻肝汤加减。戴秀娟将此类脱发归为湿热熏蒸型，因为患者喜食肥甘厚味，或素体皮脂腺分泌旺盛，可见头发油亮，头皮潮红，发根黏腻，治宜健脾祛湿，清热护发，方用萆薢渗湿汤加减。陈德宇用萆薢渗湿汤治疗该型脱发，常用药物有泽泻、茯苓等。油腻甚者，加苍术、白术、茯苓；发短细软者，加茯苓、旱莲草、侧柏叶；仍有脱落者加透骨草、五味子。杨慧敏认为，此型脾湿与心火相连，症见毛发脂溢明显，烦躁失眠，或眠少多梦，口干喜饮，腹胀痞满，便干或溏黏而臭，舌红，苔白或腻，脉滑或滑数。治以清心安神，健脾利湿，药用生地黄、何首乌藤、萆薢、茵陈各15g，淡竹叶、莲子心各6g，炒栀子、钩藤、远志、泽泻各10g，珍珠母、茯苓各30g。李晓红依据"标本兼治"的原则，将清热祛湿、健脾养血、滋肾化瘀作为治疗脾胃湿热型脂溢性脱发的大法，自创祛脂生发饮，药用生薏苡仁40g，丹参30g，泽泻15g，山栀子20g，制首乌15g，蒲公英25g，白花蛇舌草30g，丹皮15g，女贞子15g，茯苓20g，生山楂30g，白鲜皮20g，桑椹15g，甘草10g。傅丽珍等对湿热内蕴型选用自制1号合剂（茵陈、蒲公英各150g，野菊花、天葵子、栀子各100g，紫花地丁、绞股蓝、金银花各200g，生大黄60g），每次口服50mL，每天2次。

（2）血虚风燥型（血热风燥型）：相当于干性脂溢性脱

发。症见头发干枯或焦黄，头屑较多，头皮瘙痒，舌淡，苔薄，脉细。韩吾祥治宜养血（凉血）清热，祛风润燥，方用神应养真丹加减，药用当归、川芎、白芍、羌活、木瓜、菟丝子各10g，天麻12g，制首乌30g。戴秀娟对于干性脂溢性脱发治宜凉（养）血祛风，养阴护发，方用凉血消风散或神应养真丹加减。若头皮瘙痒甚者，加白鲜皮、地肤子、僵蚕、酸枣仁以祛风安神止痒；偏血虚者，加当归、益母草、鸡血藤以养血润燥。魏跃刚予祛风换肌丸加减，药物组成为：当归15g，何首乌15g，川芎10g，丹参15g，胡麻仁10g，鸡血藤15g，苍术10g，刺蒺藜10g，炙甘草5g。陈德宇治以凉血祛风，养阴护发，方用凉血消风散加减，常用药物有生地黄、赤（白）芍、牡丹皮等。痒甚者加白鲜皮、地肤子、僵蚕、酸枣仁以祛风安神止痒；头风重者，加菊花、桑叶。葛正义对血虚风燥者治以养血生发2号（方由当归、生地黄、荆芥、炙甘草、川芎、防风、制首乌、白芍、白蒺藜、绞股蓝组成）。喻文球将本病分为干性和湿性两类辨治，以填补阴精为主作为总治疗原则，佐以疏通发根、活血化瘀，自制神应Ⅰ号生发汤（紫河车15g，仙茅、淫羊藿各10g，女贞子、旱莲草、红花、石菖蒲各15g，桑椹子、生黄芪各30g，何首乌、鸡血藤、木瓜各20g，炒白术、侧柏叶各10g）和神应Ⅱ号生发汤（紫河车15g，仙茅、淫羊藿、藿香、佩兰、炒白术、防风各10g，女贞子、旱莲草、赤芍各15g，丹参、木瓜各20g，白花蛇舌草、生黄芪各30g，秦艽12g）分别治疗干性和湿性脂溢性脱发，效果颇佳。傅丽珍等对血虚风燥型选用自制2号合剂（荆芥、白蒺藜、黄芪、川芎、白芍、炙甘草、防风各100g，当归、制首乌、熟地黄各150g，绞股蓝200g），每次口服50mL，第天2次，共治疗100例，总有效率100%。

（3）肝肾亏虚型：脱发日久，头发稀少，干燥无泽，伴头昏目眩，失眠多梦，腰膝酸痛，舌淡少苔，脉细数。魏跃钢将此期定为肝肾亏损型，治以补益肝肾，方用六味地黄丸加减。若伴头昏目眩，加钩藤、天麻；睡眠差，加夜交藤、酸枣仁；头皮疼痛，加木瓜、桃仁等。韩吾祥治以滋补肝肾，填精生发，方用七宝美髯丹加减，常用药有制首乌、怀牛膝、补骨脂、茯苓、菟丝子、当归、枸杞子、黄精等，偏阴虚者加女贞子、旱莲草、桑椹子、知母以养阴清热，偏阳虚者加补骨脂、虎杖、川续断、巴戟天等。戴秀娟亦用七宝美髯丹加减治疗此类脂溢性脱发。若偏阴虚者，加女贞子、旱莲草、桑椹子以补肾养阴；伴心烦口干、口舌溃疡、舌红少苔、脉细数者，加知母、黄柏、玄参以滋阴清热泻火；偏阳虚者，加补骨脂、杜仲、川续断、淫羊藿、巴戟天以补肾壮阳；精神紧张、失眠多梦者，加牡蛎、龙齿、夜交藤、合欢皮、酸枣仁以安神解郁。杨慧敏治疗药用生地黄、女贞子、旱莲草、茯苓各 15g，赤芍、白芍、枸杞子、菟丝子、杜仲、山茱萸、远志各 10g，桑椹子、何首乌各 30g。陈达灿从（肝）肾、脾、湿热三方面论治，以平补肝肾、益气健脾为主，力求滋水益精以涵木，健脾益气以生血，培补后天以促先天，并兼顾清热祛湿，方用六味地黄丸合二至丸、四君子汤加减。

（4）肝郁血虚型：症见神情抑郁，夜难安眠，脉沉细或涩，治宜疏肝解郁、活血通络，兼以养血生发，宋佩华、戴秀娟均以加味逍遥散合通窍活血汤加减，常用药有柴胡、赤芍、川芎、地龙、丹参、鬼见羽、桃仁、红花、当归、夜交藤、合欢皮、白芷、鸡血藤等。

（5）湿瘀互结、风邪上扰型：症见发生长不牢，头皮油脂多，脉弦或细弱，张苍治以祛风胜湿，用天麻钩藤饮加减，常用药有天麻、钩藤、夜交藤、决明子、桑寄生、茯苓、川芎、白术、黄连、苦参、生苡仁、生龙骨、白芍、杜仲。脉以细弱为主者加大填精之力，如杜仲、寄生、狗脊；对头皮油脂过多者，以川芎、白芷为臣使之药。

3. 外治法

头屑偏多者，陈达灿一般选用止痒生发酊（鱼腥草、白芷、冰片、大风子、白鲜皮、甘草、薄荷等）外搽，脂溢性洗液B（由茶籽、杭菊、徐长卿、侧柏叶、白芷、薄荷等组成）洗头，以去屑止痒生发；以皮脂溢出明显、头发油腻者，则用祛脂生发酊（内含仙鹤草、藿香、侧柏叶、苦参、金粟兰、白鲜皮、花椒等）外搽患处，脂溢性洗液S（主要成分有升华硫、大黄、薄荷等）外洗，以祛脂生发，其效颇为显著。王志国选用自制四白生发搽剂（白鲜皮、女贞子、侧柏叶、生山楂、猪苓、蔓荆子、益母草各200g，白芥子250g，白及、白芷各150g，透骨草、辛夷各100g，加入75%酒精中，浸泡2周后备用）治疗230例脱发患者，总有效率为85.2%。孙玉齐用透骨草60g（鲜者加倍），加水2000~2500mL，煎煮20分钟后，取汤汁，待温度适宜时外洗头发，每日1次，收效颇佳。毛良知用防脱生发灵（大黄、苦参、黄芪、何首乌，75%酒精浸泡，用时稀释）治疗152例脱发患者，总有效率96%。宋宁静等用自制复方桑白皮酊（桑白皮、生姜、枸杞子、黄芪、何首乌、花椒、红花，用酒精浸泡）治疗男性型脱发30例，每日3次，外用2周后，有16例长出新发。

4. 未来与展望

造成脂溢性脱发的原因很多，西医发病机制尚未明确，在治疗上也处于经验探索阶段，目前尚没有较理想的药物来根治本病。手术治疗因费用高，疗效持久性也尚待验证而未普及。纵观各家治疗脂溢性脱发的方法，无论单纯西药，还是中西医结合，抑或中药外治的方法，目前较少有从肺论治脂溢性脱发。导师王九一治疗脂溢性脱发，在宣肺的同时与健脾祛湿相结合，内补脾气，使其不失健运，外祛湿浊，肃清毛窍，开拓了脂溢性脱发辨证论治的新思路，而且发现传统的中药复方汤剂在治疗脱发方面具有一定的疗效，且毒副作用少，再配合中药外洗，不仅能显著地改善患者脱发及伴随的相关症状，而且增强了患者的自信心，提高了生活质量。

第七节　痤疮的中医治疗

痤疮俗称青春痘，为慢性炎症性毛囊皮脂腺疾病，是皮肤科最常见的疾病之一。痤疮是一种多因素的疾病，其发病主要与性激素水平、皮脂腺大量分泌、痤疮丙酸杆菌增殖、毛囊皮脂腺导管的角化异常及炎症等因素相关。临床表现为粉刺、丘疹、脓疱、囊性结节等。

早在两千多年前的《内经》就有关于青春痘的记载。《素问·生气通天论》云："汗出见湿，乃生痤痱。""劳汗当风，寒薄为皶，郁乃痤。"《诸病源候论·面皰候》云："面皰者，谓面上有风热气生皰，头如米大，亦如谷大，白色者是也。"《外科正宗·肺风粉刺酒齄鼻》云："肺风、粉刺、酒齄鼻三名同种，粉刺属肺，齄鼻属脾，总皆血热郁滞不散。"《外科启玄》云："肺气不清，受风而生，或冷水洗面，热血凝结而成。"《医宗金鉴·外科心法要诀·肺风粉刺》云："此证由肺经血热而成。每发于面鼻，起碎疙瘩，形如黍屑，色赤肿痛，破出白粉汁，日久皆成白屑，形如黍米白屑。"由此可见，古人对该病已从病因病机、临证表现上有所认识。

笔者认为痤疮乃因血中有热存在，血中之热毒是由五脏蕴热，注入血脉。另外经络中血气不和，外来湿邪、热邪损伤人体血液，也可导致痤疮。面鼻及胸背部属肺，本病常由肺经风热阻于肌肤所致；或因过食肥甘、辛辣食物，脾胃蕴热，湿热内生，熏蒸于面而成；或因青春之体，血气方刚，阳热上升，与风寒相搏，郁阻肌肤所致。所以外敷美容祛痘等化妆产品，犹如隔靴搔痒，治疗痤疮应从调理五脏气血入手。

另外在传统肺热、风热、血热、湿热等发病理论的基础上，还有人提出冲任不调、肾阴不足、血瘀痰结等观点，进一步补充、完善了痤疮的发病机制。先天不足，肾阴亏损，同源之肝脏疏泄失于条达，致冲任不调。冲为血海，任主胞胎，则血海满盈不得时，月经前后见虚火上炎之象，痤疮加重。肾为先天之本，主司人体生长、发育、生殖之功，若原本肾阴不足，其阴阳平衡失调，会导致女子二七、男子二八相火亢盛，天癸过旺，早期发育，面生粉刺。素体阳盛，易化火热，灼伤津液；肾阴不足，阴液失于濡养，日久炼液为痰，痰凝气结，血瘀不通，发为结节、囊肿。

笔者在临床上将痤疮分为肺经风热、脾胃湿热、肝郁气滞、瘀血阻滞、热毒熏蒸、肝肾阴虚型治疗。

1. 肺经风热证

证候特点：颜面潮红，粉刺焮热、瘙痒，或有脓疱，苔薄黄，舌红，脉细数。

病案

马某，男，28 岁。

颜面红赤 1 个月，起红色丘疹，胸部散发，午后头胀，纳寐如常，舌红，苔黄干，脉弦。

方药：双花 20g，连翘 15g，黄芩 10g，栀子 15g，蒲公英 30g，地丁 30g，蝉衣 10g，菊花 15g，薄荷 10g，知母 20g，黄柏 15g，生石膏 45g，怀牛膝 30g，紫草 6g，地肤子 30g，牛蒡子 15g，生甘草 10g，生地黄 30g。

按语：肺主皮毛，心其华在面，因此在方药中常常加入心、肺二经的药物如石膏、黄芩、蝉衣、薄荷、牛蒡子、杏仁、黄芩、栀子，清热宣肺，清宣结合，清心肺，祛风湿。

2. 脾胃湿热

证候特点：皮疹红肿瘙痒，面部丘疹，状如粟米，能挤出白粉样油状物，以口周、额头为多，常伴有口臭，大便不畅，消化不良，纳多，腹胀，苔黄腻，脉滑数。

病案

陈某，女，25 岁。

颜面痤疮 3~4 个月，色红，瘙痒，以额头为重，口气秽浊，经带如常，纳寐如常，便秘，大便 3 日一行，舌红，苔黄，脉弦滑。

方药：升麻 30g，黄连 10g，生地黄 30g，当归 10g，丹皮 10g，白芷 10g，苦参 15g，地肤子 15g，薄荷 10g，皂角刺 20g，白鲜皮 10g，双花 10g，连翘 15g，蒲公英 30g，红花 10g，生石膏 30g，生甘草 10g。

按语： 胃热痤疮多由饮食不节，过食肥甘之物，使肠胃燥结，中焦郁火上蒸于面部皮肤而致，笔者用清胃散加减治疗。方中黄连苦寒泻火，以清胃中积热；生地黄、丹皮滋阴凉血清热；当归养血和血；升麻散火解毒，兼为阳明引经之药。五药配合，共奏清胃凉血之功。如便秘严重，亦可用大柴胡汤加减。

3. 肝气郁结

证候特点：多见于女子，痤疮反复发作，与月经周期相关，常伴情志不舒。

病案

汪某，女，17 岁。

颜面痤疮 3 年，口周晦暗，月经先后不定期，经期痤疮加重，心烦易怒，纳、寐、便如常，舌红少苔，脉沉细。

方药：丹皮 10g，栀子 15g，当归 10g，白芍 15g，柴胡

20g，香附 10g，茯苓 10g，白芷 10g，升麻 20g，红花 10g，白术 10g，干姜 6g，炙甘草 6g，薄荷 10g，女贞子 20g，旱莲草 20g，怀牛膝 30g，鲜姜 3 片。

按语：如肝郁日久火热，出现口苦、胁肋不舒等肝胆湿热症状，可用龙胆泻肝汤加减。如伴带下色黄，可以易黄汤化裁。

4. 瘀血阻滞

证候特点：反复发作，留有紫色瘀斑，行经不畅。

病案

王某，女，35 岁。

颜面痤疮 1 年，曾服中药治疗，现偶有新生者，遗留紫斑，月经量少，色黑，便秘，舌淡红，苔白厚，脉沉滑。8 年前有卵巢破裂手术史。

方药：当归 15g，生地黄 15g，桃仁 10g，红花 20g，菊花 30g，龙胆草 6g，郁金 6g，栀子 15g，白芷 15g，连翘 15g，赤芍 10g，柴胡 10g，川芎 6g，怀牛膝 30g，牛蒡子 15g，旱莲草 15g，生甘草 10g。

按语：对此类证候，采用血府逐瘀汤加减，活血化瘀祛斑。如血热引起月经先期，痤疮反复，则用先期汤加减化裁。

5. 热毒熏蒸

证候特点：面部有散在丘疹，以小脓疱为主，周围常有红晕，自觉疼痛，严重时可焮红肿痛，伴有发热，舌红苔燥，脉实数等。

病案

杨某，女，24 岁。

颜面痤疮 2 年，以下颌为重，瘙痒，疼痛，有脓头，经带如常，舌红，苔黄，脉数。

方药：双花 30g，连翘 30g，柴胡 15g，黄芩 10g，生石膏

30g，知母 10g，栀子 10g，蒲公英 30g，地丁 15g，杏仁 10g，牛蒡子 15g，苦参 30g，地肤子 30g，白鲜皮 30g，蝉衣 10g，白芷 10g，薄荷 10g，升麻 30g，红花 20g，紫草 15g，生甘草 10g。

按语： 如脓头偏多，并伴发热、肢冷、畏寒，笔者常以汤药送服西黄丸。

6. 肝肾阴虚

证候特点：多见于 30 岁以上的成年人，痤疮色暗红，常见面色晦暗，色素沉着，神疲乏力，苔薄白，脉濡滑。

病案

宋某，女，35 岁。

下颏红色小丘疹，色暗，逐渐加重，乏力，腰膝酸软，月经如常，带下稍多，纳、寐、便如常，舌红，有齿痕，中有纵裂，苔薄黄，脉沉细弱。

方药：知母 20g，黄柏 15g，生地黄 15g，丹皮 10g，栀子 15g，连翘 15g，茯苓 30g，车前子 30g，生薏米 15g，升麻 15g，苦参 15g，地肤子 30g，白鲜皮 15g，蝉衣 10g，红花 20g，煅牡蛎 30g，生甘草 10g。

按语： 对于此类证候，笔者常以知柏地黄丸加减，攻补兼施。

人体是一个复杂的整体，切不可拘泥于一方一证，五脏六腑息息相通，气血津液相互影响，方药用药也应该兼顾全面。原方、原药、原量只能开给"死人"。

第八节　黄褐斑的中医治疗

黄褐斑俗称"蝴蝶斑""肝斑""黧黑斑""面尘"。主要发生在面部，以颧部、颊部、鼻、前额、颏部为主，为边界不清楚的褐色或黑色的斑片，多为对称性。一些妇女在怀孕中容易出现此斑，而在生产后会减轻或消失。因其多出现于脸上，故当侵犯的面积较大时，便会造成容貌上之困扰，而影响患者心理及人际交往活动。

黄褐斑虽为皮肤病变的一种表现，但为诸多原因所引起的内在脏腑功能失调所致。此类患者可能因长期生活忙碌紧张或休息不足导致脏腑功能失调，而出现中医所谓之肝气郁结、肝经火旺的证候，也会导致脾失健运、湿热内生等证候。部分患者由于年龄渐长、机体功能衰弱、内分泌失调，表现出冲任失调、肝肾不足的证候。也有患者因长期为慢性疾病所困，出现中医所谓之营卫失和、气滞血凝的证候。

黄褐斑具有以下特点：①发于面部的颧骨、额及口周围，多对称，呈蝴蝶状，故又名"蝴蝶斑"。②初色如尘垢，日久加深，变为浅灰褐色或深褐色，枯暗不泽。③大小不定，斑点边缘清晰，表面光滑，无炎症反应，无痛痒。④经常口服避孕药及妊娠女性，面部会出现"妊娠斑"，也属于黄褐斑的一种。⑤女性有黄褐斑者多伴有月经紊乱、经前乳胀，或慢性病证。⑥男性黄褐斑患者多伴有阳痿、早泄、胃肠功能紊乱等。⑦经常日晒形成的日晒斑也是黄褐斑的一种。

临床上黄褐斑最应与雀斑区分开。雀斑是一种发生在面部的皮肤损害，呈斑点状或芝麻状褐色或浅褐色的小斑点，最好发的部位是双颊部和鼻梁部，也可泛发至整个面部甚至颈部，是影响面部美观的最为常见的原因之一。大多数是后天发生的，也有部分患者是先天发生的。但是不论先天或后天，均与遗传因素有密切的关系。也就是说，患雀斑的患者具有特定的体质，具有这种体质的人在外界一些因素的作用下（如日晒、皮肤干燥等），便会发生雀斑。无论是显性的雀斑还是隐性雀斑，其根部都在表皮基底层。①针尖至米粒大的褐色小斑点，因其形状、颜色如雀卵，故名雀斑。②雀斑好发于颜面、颈部、手臂等日晒部位，面部多散布在两颊及鼻梁。③雀斑数量多少不定，各个之间互不融合。④一般幼年时就有，女性多于男性，常伴有家族史，无其他症状。

在治疗上，多数学者分为肝气郁结型、脾土亏虚型、肾水不足型三个证型，也有分为冲任损伤、肝气郁结、精血不足、肾阳亏虚、脾胃不调、邪热内盛、感受外邪七个证型。笔者在临床上用方比较灵活，常常根据患者的体质及兼症的不同辨证施治。任何疾病都离不开虚和实，临床上，很多疾病往往是虚实兼夹，寒热并存。黄褐斑，也是如此，只是在于哪个是主要矛盾。普遍认为黄褐斑是由血瘀引起，而血瘀则又是由气滞、血虚引起。对于中青年女性，笔者常以调理月经及带下与祛斑结合起来，经带正常则黄褐斑自消。临床常以养血、活血、化瘀、祛湿热为主要治法，常处以柴胡疏肝散、四物汤、桃红四物汤、血府逐瘀汤、少腹逐瘀汤、先期汤、易黄汤等加减。中老年女性的黄褐斑多颜色偏暗，面色也少华，多为肝肾精血不足，心阴不足，笔者常以归脾汤、天王补心丹合二至丸佐以活血化瘀之药治疗。

病案举例

案例1

刘某，女，28岁。

颜面黄褐斑2年，加重2个月。自13岁初潮开始，月经后期，月经色暗，量适中，有血块，带经7天，行经小腹痛，带下微黄。平素易腰痛不舒，纳可，寐安，便干，3～4日一行。舌红，有瘀点，脉细弱。

方药：当归20g，生地黄15g，桃仁10g，红花30g，赤芍10g，柴胡15g，桔梗10g，柏子仁10g，白鲜皮30g，苦参

15g，蝉衣 10g，丹皮 30g，女贞子 20g，旱莲草 20g，怀牛膝 30g，白芷 10g，百合 15g，皂角刺 10g，火麻仁 30g，郁李仁 15g，炙甘草 6g。

按语： 该患者黄褐斑与因为血虚血瘀引起的行经不畅直接相关，故以血府逐瘀汤养血活血化瘀，佐以二至汤、怀牛膝补肝肾，养精血。

案例 2

徐某，女，32 岁。

颜面黄褐斑 3 年，平素咽干、头晕、易怒，腰痛，月经周期、量如常，行经小腹痛，带下少。舌淡红，苔黄，脉沉弦。

方药：柴胡 15g，香附 15g，川芎 6g，陈皮 10g，枳壳 15g，白芍 30g，郁金 10g，连翘 15g，清半夏 10g，白芷 10g，石斛 15g，茯苓 30g，旱莲草 10g，蝉衣 10g，红花 10g，炙甘草 6g，鲜姜 3 片。

按语： 该患者咽干、易怒、行经小腹痛皆因气滞血瘀引起，投以柴胡疏肝散疏肝理气，气行则血行。

案例 3

于某，女，40 岁。

颜面黄褐斑 2 年。平素腰酸痛、气短、善太息、心悸、五心烦热，食肥腻后恶心、干呕，月经量少，周期如常，轻微痛经，带下色黄，质稠，量多。舌淡红，苔黄，脉沉细。

方药：黄柏 15g，白芍 10g，黄芩 10g，炒山栀 10g，白果 10g，芡实 10g，椿皮 15g，红花 10g，车前子 30g（包），白鲜皮 15g，郁金 10g，炒枣仁 20g，续断 15g，白芷 10g，丹皮 10g，蝉衣 6g。

按语： 治斑先调经，调经先治带。以易黄汤清下焦湿热，同时以炒枣仁、续断补心肾，攻补兼施。

案例 4

张某，女，31 岁。

颜面黄褐斑 3 年。色暗，边界不清。阵发性心悸，乏力。月经、带下如常。纳可，寐差，便调。舌红，有齿痕，苔薄白，脉弦细。

方药：柏子仁 15g，酸枣仁 20g，天冬 10g，麦冬 10g，生地黄 15g，当归 10g，丹皮 10g，茯苓 30g，黄精 15g，丹参 30g，白芷 6g，红花 10g，女贞子 15g，旱莲草 15g，皂角刺 10g，蝉衣 10g。

按语：心主血脉，其华在面。患者同时有心悸、寐差、脉细症状，故以天王补心丹合二至丸加减化裁，养心安神，心之阴血旺盛，上荣于面，则斑自除。

第九节　慢性荨麻疹的中医治疗

荨麻疹是一种常见的过敏性皮肤病。其临床特征为表皮反复发作鲜红色或苍白色大小不一的风团，伴瘙痒或烧灼感。可由多种因素引发，其病理机制尚未完全阐明。一般认为，大多数荨麻疹属Ⅰ型变态反应，少数属Ⅲ型变态反应。现代医学对本病尚无特效疗法。

荨麻疹相当于中医学中的"瘾疹""赤白游风"等证，民间俗称"风疹块""鬼风疙瘩"等。中医对本病的认识很早，《素问·四时刺逆从论》中已有"瘾疹"之名，《诸病源候论·风瘙瘾候》说："夫人阳气外虚则汗多，汗出当风，风气搏于肌肉，与热气并则生瘾瘰。"认识到本病的发生与风邪关系密切。历代医著对本病都有一定的记载，明代《证治准绳》《外科真诠》对本病的临床表现观察得颇为仔细。《证治要诀》说"食鸡肉及獐、鱼动风等物"会导致本病的发作。清代，《外科大成》认识到本病非完全由外感风邪所致，提出治疗"宜凉血润燥"，"慎用风药"；《疡医大全》则提出了"疏风、清热、托疹"的治疗大法，至今对临床仍有指导意义。此外，古人还创制了一些治疗本病的专方，如消风散、胡麻丸等，也具有较高的临床实用价值。

西医认为本病病因复杂，慢性荨麻疹多数找不到确切病因。主要因素有：①食物：主要为动物蛋白，如鱼虾、蛋、奶、蟹、肉、蕈类、草莓等；②药物：常见的抗菌药物如青霉素、痢特灵、磺胺及血清制品、疫苗等抗原性药物，使机体产生变态反应而发病；③感染：常见的有细菌、病毒、真菌等；④理化因素：常见有冷风、冷水、冷物、热、日光、压迫、摩擦及机械刺激，以及某些挥发性物质等；⑤动、植物因素：如蚊虫叮咬、动物羽毛、皮屑、荨麻、毒藤、花粉等；⑥内脏疾病：如肿瘤、红斑狼疮、传染性单核细胞增多症、风湿病、肝脏病、肾病、内分泌紊乱及代谢障碍等；⑦精神因素：情绪激动、精神紧张；⑧遗传因素：有些与遗传过敏素质有关，如家族性寒冷性荨麻疹、遗传性血管性水肿等。

笔者认为，本病急性者多因禀赋不受，又食鱼虾等荤腥动风或不新鲜食物；或因饮食失节，胃肠食滞，饮酒过量，复感风寒、风热之邪；或七情内伤，营卫失和，卫外不固，汗出当风，风邪郁于皮毛腠理之间而发病；也有因药物过敏而诱发荨麻疹型药疹者。慢性荨麻疹多因情志不遂，肝郁不舒，郁久化热，或因有慢性疾病，平素体弱，阴血不足，阴虚内热，血虚生风，或产后受风；或因皮疹反复发作，经久不愈，气血损耗，加之风邪外袭，以致内不得疏泄，外不得透达，郁于皮肤腠理之间，邪正相搏而发病。由此可见，本病初发多属实证，久病则多为虚证，而风邪是本病主要外因。风为百病之长，善行而数变。风寒相合而为风寒之邪，风热相合而为风热之邪，二者又可互相转化。因此治疗当以祛风为主，并根据夹寒、夹热不同，酌用清热或散寒之法。本病日久则多属虚证，应配以益气养血之法。

临床上，笔者以自拟方（双花 20g，连翘 15g，丹皮 15g，地肤子 15g，白鲜皮 15g，蝉衣 6g，红花 10g，皂角刺 10g，白蒺藜 10g，生石膏 30g，紫草 6g，煅牡蛎 30g，荆芥 15g，防风 15g）随症加减，每获良效。舌红者加生地黄，苔厚腻加藿香、厚朴，苔黄腻加苍术、黄柏、黄连，便秘者加生大黄。荨麻疹日久不愈，反复发作，正气不足，血虚、血瘀所致，笔者常配入桃红四物及扶正药物化裁。

此方脱胎自红云风一方，为广饶邵绳武先生所传，迄今四十余年，凡辨证准确，灵活随症加减化裁，每获良效。方歌为"银翘二紫荆防萍，赤丹蝉鲜地肤藤。先师授我灵丹药，芳名唤作红云风。"方中赤芍、丹皮、紫草、忍冬藤凉血通络；金银花、连翘、紫花地丁清热解毒；蝉蜕、荆芥、防风、浮萍、地肤子、白鲜皮散风祛邪，利湿止痒。诸药相合而用，疏其气血，令其条达，则营卫和，气血平，邪无所居而病愈。

另外笔者常在女性患者方药中加入鬼箭羽 30g，每获良效，而男性对之不敏感。鬼箭羽，味苦、辛，性寒，归肝经，有破血通经、解毒消肿的功效，主要用于癥瘕结块、心腹疼痛、闭经、痛经、崩中漏下、产后瘀滞腹痛、恶露不下、疝气、历节痹痛、疮肿、跌打伤痛、虫积腹痛、烫火伤、毒蛇咬伤等。

病案

曹某，女，40 岁。

形体丰腴，周身起风团 3 天，色暗，瘙痒，成片，某医院诊断为荨麻疹。月经不调史 10 余年，有时崩漏，有时闭经 3 ~ 6 个月，现闭经 3 个月。纳果，寐差，腹泻，日行 1 ~ 2 次。舌红苔黄，有齿痕，脉沉弦滑。

方药：生石膏 30g（先煎），知母 10g，车前子 30g（包煎），煅牡蛎 30g（先煎），丹皮 10g，茯苓 30g，莲肉 30g，苦参 15g，地肤子 15g，白鲜皮 15g，蝉衣 10g，海桐皮 15g，双花 20g，连翘 15g，白蒺藜 10g，生甘草 10g，皂角刺 10g。6剂，每日 1 剂，水煎服。

二诊：药后荨麻疹明显消退，仍觉轻微瘙痒。

方药：当归 15g，生地黄 30g，桃仁 6g，红花 10g，双花 20g，连翘 10g，赤芍 10g，柴胡 15g，桔梗 10g，皂角刺 10g，川芎 6g，生石膏 30g（先煎），知母 20g，苏木 10g，地肤子 15g，苦参 15g，白鲜皮 15g，生甘草 6g。7 剂，每日 1 剂，水煎服。

三诊：药后荨麻疹基本痊愈，要求调经。自诉服二诊方第 4 剂后经行，经前有黑褐色分泌物，平素带经 10～20 天，自觉胸闷，喜太息，下颌起痤疮。

方药：当归 15g，川芎 10g，生地黄 15g，丹皮 15g，红花 10g，赤芍 15g，双花 10g，连翘 10g，熟军 10g，生石膏 30g（先煎），知母 10g，茯苓 30g，地肤子 10g，白鲜皮 15g，苦参 10g，鬼箭羽 30g，生甘草 10g。7 剂，每日 1 剂，水煎服。

四诊：药后经量渐少，仍觉胸闷，蹲下站起时头晕，心悸胆怯。

方药：当归 20g，川芎 10g，熟地黄 15g，熟军 15g，赤芍 10g，红花 10g，丹参 20g，薤白 10g，丹皮 15g，炒枣仁 20g（打），煅牡蛎 30g（先煎），郁金 10g，柴胡 10g，椿皮 10g，怀牛膝 30g。7 剂，每日 1 剂，水煎服。

后连续调理 2 个月，月经转正常，荨麻疹未作。

第十节　王九一治疗慢性咽炎的临床经验

慢性咽炎为咽黏膜、黏膜下及淋巴组织的慢性炎症。弥漫性咽部炎症常为上呼吸道慢性炎症的一部分，局限性咽部炎症则多为咽淋巴组织炎症。本病在临床中常见，病程长，容易反复发作。咽部有异物感，作痒，微痛，干燥，灼热等，常有黏稠分泌物附于咽后壁不易清除，夜间尤甚，"吭吭"作声，意欲清除而后快。分泌物可引起刺激性咳嗽，甚或恶心、呕吐。

1. 分类

病理学上，慢性咽炎可分为以下 5 类：

（1）慢性单纯性咽炎：此种类型较常见，表现为咽部黏膜慢性充血。病变主要集中在咽部黏膜层，其血管周围有较多淋巴组织浸润，也可见白细胞及浆细胞浸润。

（2）慢性肥厚性咽炎：又称慢性颗粒性咽炎及咽侧炎，慢性单纯性咽炎迁延不愈可形成慢性肥厚性咽炎。此种类型在临床中也很常见。

（3）萎缩性及干燥性咽炎：临床中较少见。发病初期黏液腺分泌减少，分泌物稠厚而干燥。继因黏膜下层慢性炎症，逐渐发生机化及收缩，压迫腺体与血管，使腺体分泌减少和营养障碍，致使黏膜及黏膜下层逐渐萎缩变薄。咽后壁上可有干痂或脓痂附着，通常伴有臭味。

（4）慢性过敏性咽炎：又称慢性变应性咽炎。变应原刺激咽部黏膜，使合成 IgM 的浆细胞转化为合成 IgE 的浆细胞，IgE 又附着于肥大细胞、嗜碱性粒细胞表面，使咽部黏膜处于致敏状态。当相同的变应原再次接触机体后，变应原与介质细胞表面的 IgE 结合，导致介质细胞脱颗粒，释放包括组胺、前列腺素等多种炎性介质，可引起毛细血管扩张，血管通透性增加，腺体分泌增多，表现为过敏反应。而食物性过敏原主要通过补体 C_3、C_4 途径引起过敏反应。

（5）慢性反流性咽炎：与胃食管反流相关。胃液由于胃食管反流直接损伤咽部黏膜或通过神经反射引起咽部黏膜及黏膜下的慢性炎症。

2. 辨证治疗

对于慢性咽炎中医有独到的辨证方法和治疗手段。中医认为慢性咽炎多由素体肺肾阴虚，或风热喉痹反复发作，余邪留滞不清，伤津耗液，使阴液亏损，咽喉失于濡养，兼之虚火上炎，导致本病的发生。慢性咽炎多在脏腑阴阳气血虚损的基础上发生，一般病程较长。临床所见，以阴虚为多，阳虚相对少见，亦有在阴虚或阳虚的基础上兼夹痰凝或瘀血而表现为虚中夹实者，辨证时须仔细区分。

（1）肺肾阴虚

证候：咽部干痛不适，灼热感，异物感，或咽痒干咳，痰少而黏，症状朝轻暮重，可伴有午后潮热、两颧潮红、虚烦失眠、大便干燥、腰膝酸软等症，检查咽部黏膜暗红、干燥，舌质红少津，苔少或花剥，脉细数。

治法：滋阴降火，润燥利咽。

方药：偏肺阴虚者，可用养阴清肺汤；偏肾阴虚者，可用知柏地黄汤。若咽干较甚，加花粉、石斛；大便干结，改熟地黄为生地黄，加玄参、麦冬、生首乌；咽异物感较重者，加苏梗、厚朴；咽部灼热感加赤芍、牛蒡子。

（2）脾肾阳虚

证候：咽喉微痛，哽哽不适，或干燥不思饮，饮则喜热汤，咽内不红不肿或略带淡白色，语声低微，精神不振，小便清长，大便溏薄，纳谷不香，手足不温，腰酸腿软，舌淡，苔白滑，脉沉细弱。

治法：温补脾肾，引火归原。

方药：肾气丸加减。若痰多而稀，加法夏、陈皮。若以脾气虚为主，可选用参苓白术散。

（3）痰火郁结

证候：咽部异物感、痰黏着感、焮热感或微痛，易恶心作呕，痰黏稠带黄，口臭，咽部色暗红，黏膜肥厚，咽后壁滤泡增多甚至融合成块，咽侧索肥厚，舌质偏红或有瘀斑瘀点，苔黄厚，脉细滑数。

治法：养阴利咽，化痰散结。

方药：贝母瓜蒌散加减。咽部焮热感加知母、黄柏；恶心加法夏；舌有瘀斑瘀点加丹皮、赤芍；咽干加沙参、玉竹。

病案举例

案例1

罗某，女，47岁。

咽部不舒4年余，时轻时重。气短，头沉，腰膝酸软，纳后胃脘堵闷。舌红，苔薄黄，脉弦数。

方药：生地黄15g，丹皮10g，泽泻10g，山萸肉30g，石斛30g，巴戟天30g，金钱草60g，茯苓30g，丹参30g，砂仁10g，莪术30g，元参10g，菊花10g，郁金10g，茵陈30g，花粉10g。7剂，水煎服，每日1剂。

按语：该患者咽部不舒时间已久，加之腰膝酸软，为肝肾阴虚，津不上承所致，故王九一教授以六味地黄合石斛、元参、花粉补益肝肾之阴。另外患者纳后胃脘堵闷，王教授又以丹参饮加莪术、郁金行气和胃。照顾全面，标本兼顾，为王教授治病一大特色。

案例2

石某，女，80岁。

咽痒口干10个月。始于肺炎痊愈后，患者咽痒欲咳，胃脘堵闷，胸骨后不舒，嗳气泛酸，纳呆，寐差，需服舒乐安定，便秘，大便 2~3 日一次，服牛黄上清片后，稍好转。舌质嫩红，苔薄黄，舌尖痛，有裂纹，脉细滑。

方药：炒白芍 30g，干姜 6g，桂枝 10g，吴茱萸 6g，砂仁 10g，良姜 10g，黄芩 10g，黄连 10g，炒山栀 15g，连翘 15g，焦槟片 45g，莪术 30g，炒枣仁 60g，蒲公英 30g，熟军 15g，小茴香 6g，炙甘草 6g，火麻仁 30g，炙枇杷叶 30g。7 剂，水煎服，每日 1 剂。

二诊：患者胃脘不舒症状好转。

方药：百合 30g，生地黄 30g，枳壳 15g，石斛 30g，知母 10g，元参 15g，桃仁 10g，杏仁 10g，清半夏 10g，炙枇杷叶 30g，瓜蒌 30g，砂仁 6g，女贞子 20g，旱莲草 20g，吴茱萸 6g，焦槟片 30g，炒枣仁 60g，炙甘草 6g。7 剂，水煎服，每日 1 剂。

按语：该患者的咽痒为久病伤及肺阴，及食道反流所致。王九一教授先以加味建中汤和胃，后以百合地黄汤合二至丸补肺肾之阴。可见治病当分清标本主次，轻重缓急。

案例 3

徐某，女，23 岁。

咽部不舒 3 天，咽痛，痰黏不易咳吐，痰色黄，音哑，头沉，乏力，乏神，腹胀，泛酸，纳可，寐差，便溏，日行 1~2 次，舌红，苔黄腻，脉滑。

方药：陈皮 10g，清半夏 15g，茯苓 15g，炒枳壳 10g，石菖蒲 10g，郁金 6g，栀子 10g，连翘 15g，砂仁 6g，丹参 30g，泽泻 10g，川芎 6g，柴胡 10g，香附 15g，薤白 20g，合欢花 30g。7 剂，水煎服，每日 1 剂。

按语：该患者咽部不舒为热痰刺激所致，痰热胶结，当以清金化痰汤，而考虑患者脾虚胃弱，则投以二陈汤加减。

总之，新病咽部不舒，多为外感六淫所引发，咽为肺之门户，当责之于肺；久病咽干咽痒，多为阴虚。当以补益肺、肝、肾之阴为本。另外咽部常受理化、痰浊、食道反流物等刺激，也会不舒，当抓住病因病机，辨证施治。

第十一节　王九一应用温胆汤的经验

温胆汤在唐代孙思邈《备急千金要方》和王焘编撰的《外台秘要》中均有记载。《外台秘要》言其出于南北朝姚僧垣所撰的《集验方》，由半夏、枳实、陈皮、竹茹、甘草、生姜六味药组成，主治"胆寒之大病后虚烦不得眠"。其后温胆汤又见于陈无择《三因极一病证方论》，药物组成则在《备急千金要方》原方基础上加茯苓、大枣，而生姜则由原来的四两减为五片，主治气郁生痰变生的诸症。明清医家又总结出不少加减化裁之法，如烦热者加黄连，名黄连温胆汤；痰滞者去竹茹，加胆南星，名为导痰汤；加柴胡、黄芩，又名柴芩温胆汤；加人参、菖蒲者名为涤痰汤；《证治准绳》去竹茹，加枣仁、五味子、远志、熟地黄、人参，名为十味温胆汤。经过加减化裁，大大扩充了该方的临床适应证。

胆属木，为清净之府，决断之官，喜温和而主生发，失其常则木郁不达，胃气因之不和，进而化热生痰。痰热内阻，胃气上逆，则呕吐干哕。痰热上扰，心神不安，则惊悸不宁，虚烦不眠。蒙蔽清窍，则发为眩晕，甚则癫痫。该方以半夏为君，燥湿化痰，降逆和胃。竹茹为臣，清胆和胃，止呕除烦。佐以枳实、橘皮理气化痰，使气顺则痰自消；茯苓健脾利湿，俾湿去则痰不生。使以甘草，益脾和中，协调诸药。加生姜、大枣，和脾胃而兼制半夏之毒。王九一老师常以温胆汤及其化裁方利胆和胃，涤痰清热，应用于临床各科多种病证，如中风、胸痹、胁痛、失眠、胃病、脏躁、闭经、厌食、心痛、惊悸、呕吐、癫痫、耳鸣、眩晕、癫狂等证，均获满意疗效。

病案举例

案例1

崔某，女，37岁。

眩晕1年。自觉头部空悬感，困倦多寐，素有失眠史。自觉胃脘有坠胀灼热感，泛酸。天气热时胸闷、自汗。月经量少，有少量血块，经前乳房胀痛。带下量多，色白，质稠。心情抑郁，便调。舌红，苔白厚，脉沉细弦。1年前胆囊因结石切除。

辨证：胆郁痰扰。

方药：陈皮10g，清半夏10g，茯苓30g，枳壳15g，郁金6g，栀子10g，连翘10g，车前子30g（包煎），黄柏30g，川楝子15g（打），合欢花45g，蒲公英30g，砂仁10g（打），吴茱萸6g，黄连10g，丹参60g。7剂，水煎服，每日1剂。

按语：该患者为肝郁胆热体质。肝气郁结则见经前乳房胀痛、胸闷、心情抑郁。胆热则炼液，日久化石。虽手术切除结石，然胆热未除。痰浊蒙蔽清窍，则眩晕、困倦、多寐。肝胃不和则胃脘灼热、坠胀、泛酸。王老师以温胆汤为主方清胆和胃，又辅以栀子连翘汤、左金丸、丹参饮之主药，7剂之后，患者诸症大减。

案例2

董某，女，63岁。

纳呆4～5年，夏季加重。胃脘有堵闷感，胃中有振水音，时有乏力、乏神、困倦。平素寐差易醒，有时不寐，甚则夜间或凌晨因不寐而起床活动。便调。舌淡红胖大，苔黄腻，脉沉滑。

辨证：痰热内扰，胆胃不和。

方药：陈皮10g，清半夏10g，茯苓15g，枳壳10g，节菖蒲6g，炒枣仁60g（打），茵陈15g，苏梗20g，川芎6g，桂枝10g，草豆蔻10g（打），升麻30g，鲜姜3片。7剂，水煎服，每日1剂。

两个月后二诊，患者诉服前诊7剂药后，纳呆、胃脘不舒明显好转，夜间未有再起床活动的现象，遂停药。近日生气后胸脘堵闷，纳谷不馨，口干不苦，腹部有振水声，少寐易怒，便调。舌暗淡，少苔，脉细弱。血压130/85mmHg。

辨证：痰热互结。

方药：清半夏15g，黄芩10g，黄连6g（打），瓜蒌30g，郁金10g，百合30g，茯苓30g，桂枝15g，茵陈30g，合欢花45g，竹茹6g。7剂，水煎服，每日1剂。

按语：患者痰热扰心，则夜间不寐，起床活动；胆胃不和，则胃脘灼热，纳呆；痰热互结，结于胸，则胸脘堵闷；

案例3

丁某，男，41岁。

患抑郁症10余年。情绪低落，急躁与抑郁交替发作。思虑偏多，脘腹不适，恶心呕吐时作，纳呆，失眠，大便质稠，日行2~3次，舌暗红，有齿痕，苔薄黄，脉沉弦。

辨证：痰气郁结。

方药：陈皮10g，清半夏15g，枳壳10g，竹茹10g，郁金10g，胆星6g，青礞石30g（先煎），黄芩10g，柴胡15g，栀子15g，连翘15g，莲子心6g，茵陈45g，炒枣仁60g（打），沉香6g，生甘草10g。6剂，水煎服，每日1剂。

二诊，患者纳食增多，恶心呕吐，发作次数减少，情绪尚可。

方药：陈皮10g，清半夏15g，茯苓30g，泽泻10g，竹茹

10g，节菖蒲 10g，连翘 30g，郁金 10g，炙杷叶 30g，柴胡 10g，熟军 30g，合欢花 45g，栀子 15g，黄连 10g（打），生甘草 10g，黄芩 10g，鲜姜 3 片，大枣 6 个。10 剂，水煎服，每日 1 剂。

按语： 抑郁症表现、舌脉与中医癫病相似，癫病病位在神机，与心、脾、肝、胆有密切关系。患者思虑偏多，思则气结，痰气郁结，蒙蔽心神，则神志逆乱。王老师常常教导我们，气结郁久则化火，因此，治疗此患者除以化痰方为主方外，还应配以醒脾疏肝清热之药。

温胆汤由二陈汤加味而来。二陈汤为治一切痰湿的基础方，由陈皮、半夏、茯苓、炙甘草、乌梅、生姜组成。二陈汤加入胆星、枳实为导痰汤；二陈汤加枳实、竹茹为温胆汤；二陈汤加杏仁、白芥子为六安煎；二陈汤加枳实、竹茹、胆星、菖蒲、远志、党参为涤痰汤；二陈汤加胆星、枳实、杏仁、瓜蒌仁、黄芩为清气化痰丸。老师常常教导我们，临证应师古而不泥古，切不可拘泥于方名，拘泥于方中剂量。学习中医应高度灵活，随时随证化裁。疗效是检验临床方药的唯一标准。

第十二节　黄连温胆汤合半夏秫米汤治疗失眠

失眠是一种常见的睡眠障碍，是指尽管有适当的睡眠机会和睡眠环境，仍然对睡眠时间和（或）睡眠质量不满意，且影响日间社会功能的一种主观体验。

失眠属于中医的不寐范畴。不寐在《内经》称为"不得卧""目不瞑"，《内经》认为，失眠是邪气客于脏腑，卫气行于阳，不能入阴所致。失眠的病因复杂，诸如饮食不节、情志失常、劳逸失调、病后体虚等。

近年来随着社会不断进步与发展，工作节奏不断加快，随之而来的是生活压力加大及不良的生活习惯，如肥甘厚味不加节制，痰热扰心、脾胃虚弱的失眠患者逐渐增加。《景岳全书》云："痰火扰乱，心神不宁，思虑所伤，火炽痰郁而致不眠者多矣。"《素问·逆调论》云："胃不和则卧不安。"脾胃虚弱，脾虚不能化湿，湿热内生，痰热上扰心神，遂而出现失眠、心烦、口苦等症。

病案

吕某，女，36 岁，2015 年 9 月 25 日初诊。

间断失眠 1 年。不易入睡，醒后不能复睡。平素思虑多，烦躁易怒，口苦，口气臭秽，口黏，手脚凉，平素饮食不慎则胃堵、胃痛。平素月经先期，月经量少，色红，无痛经，带下色黄。颜面痤疮，纳可，二便调。舌质红，苔黄厚，脉沉细。

西医诊断：失眠。

中医诊断：不寐。

辨证：祛痰和胃，化浊宁神。

方药：黄连温胆汤合半夏秫米汤加减。

陈皮 10g，清半夏 15g，茯苓 30g，枳壳 30g，黄连 10g，竹茹 10g，秫米 15g，连翘 15g，栀子 15g，郁金 10g，合欢花 30g，白芷 15g，炙甘草 10g，鲜姜 3 片，大枣 6 枚。7 剂，水煎服，每日 1 剂。

二诊：药后诸症明显减轻，寐差，多梦，二便调，舌质红，苔黄，脉沉细。

方药：陈皮 10g，清半夏 15g，茯苓 30g，枳壳 30g，黄连 10g，竹茹 10g，秫米 15g，连翘 15g，栀子 15g，郁金 10g，合欢花 30g，酸枣仁 30g，炙甘草 10g，鲜姜 3 片，大枣 6 枚。7 剂，水煎服，每日 1 剂。

电话随访，症状进一步减轻，每天睡眠 5~6 小时。

按语：患者饮食不节，嗜食辛辣肥甘厚味，工作紧张。脾胃虚弱，运化失司，湿痰内生，加之饮食不节，进而化热，痰热上扰心神，故不寐，烦躁易怒，口苦口黏。黄连温胆汤清热化痰，半夏秫米汤和胃降气，交通阴阳。清半夏、茯苓、陈皮、枳壳健脾化痰，理气和胃，燥湿化痰；黄连、竹茹清热化痰除烦；秫米养心安神，健脾和胃；连翘、栀子清泻火除烦；合欢花疏肝解郁安神；酸枣仁养血安神。

第十三节　王九一应用升阳益胃汤的经验

升阳益胃汤出自李东垣的《脾胃论》，方由人参、白术、黄芪、黄连、半夏、陈皮、茯苓、泽泻、防风、羌活、独活、柴胡、白芍、炙甘草、生姜、大枣组成。

方中羌活、独活、防风、柴胡祛风升阳以燥湿。风为百病之长，治病先治风，风去病自安。风药既对脾胃有鼓舞作用，又对湿邪有促进运化作用。半夏、白术燥湿，茯苓、泽泻渗湿而降浊阴，湿去而阳气升。少佐黄连以退阴火，疗湿热。陈皮平胃气，参、芪、甘草益胃气。白芍酸收敛阴而和营，并能防羌活、柴胡辛散太过。全方补中有散，发中有收，使正气足、阳气生，自然身健病痊。方中寓有"六君子汤""痛泻要方""二陈汤"之意。常用于脾胃虚弱、风湿内侵之证。症见倦怠嗜卧，四肢无力，时值秋燥令行，湿热方退，体重节痛，口苦舌燥，心不思食，食不知味，大便不调，小便频数，食不消，舌苔厚腻，脉濡软之症。盖因脾土虚弱，不能制湿，湿邪重，故感到体重节痛，四肢无力，心不思食。中焦不能布化水谷精微，故口中无味。中运不健，传化失宜，故二便皆不调顺。

在临床中体会，此方以头、身、腹症状为其主要辨证要点。头包括头晕、头痛、耳鸣；身包括倦怠乏力，周身困重、酸软；腹包括腹胀、腹痛、腹泻、纳呆。

病案举例

案例 1

范某，女，44 岁。

乏力 1 年余。平素易胸闷气短，头晕心悸，腰膝酸软，周身肌肉酸楚，四肢肿胀感。月经先后不定期 3 个月，量偏少，带经 7 天，色暗，有血块，带下量多。纳可，寐差，便溏不爽，舌红，苔黄腻，脉弦细。素有痔疮病史。

辨证：脾虚湿胜，清阳不升。

方药：红参 10g（先煎），白术 10g，黄芪 15g，黄连 10g（打），清半夏 10g，陈皮 10g，茯苓 30g，泽泻 10g，防风 30g，炒枣仁 45g（打），香附 15g，郁金 10g，柴胡 10g，炒薏米 15g，川芎 10g，防己 6g，焦槟片 15g，炙甘草 10g，鲜姜 3 片，大枣 6 个。7 剂，水煎服，每日 1 剂。

二诊：患者乏力减轻，大便仍黏腻不爽，有时带血，仍时有胸闷，四肢肿胀。

方药：葛根 15g，黄芩 10g，黄连 15g（打），干姜 6g，薤白 30g，焦槟片 15g，炒槐花 6g，地榆炭 15g，郁金 10g，百合 15g，炒枣仁 30g（打），白芷 10g，炙甘草 10g，连翘 30g，合欢花 30g。6 剂，水煎服，每日 1 剂。

三诊：患者大便顺畅，日行 2～3 次，仍溏软，余症均减轻。守一诊方化裁。

方药：红参 10g（先煎），白术 15g，黄芪 30g，黄连 10g（打），清半夏 15g，陈皮 10g，茯苓 15g，泽泻 10g，防风 30g，羌活 10g，独活 10g，柴胡 10g，炒白芍 30g，干姜 10g，郁金 15g，桃仁 6g，黄精 30g，蝉衣 10g，炙甘草 10g，巴戟天 30g，鲜姜 6 片，大枣 6 个。7 剂，水煎服，每日 1 剂。

按语：患者平素乏力，肌肉酸楚，四肢肿胀，带下多，便溏，苔腻，为典型脾虚湿盛、浊阴不降之症状。头晕为清阳不升。故以升阳益胃汤对证治疗。因患者湿浊与热相裹，不易祛除，二诊以葛根芩连汤专清大肠湿热，以降浊阴。"大小不利治其标"，"六腑以通为用"，只有大小便通畅，湿浊才有出路。"病重者专治之，病轻者兼治之。"故随证以香附、郁金、柴胡疏肝理气，治疗患者气短，月经先后不定期；以炒枣仁养心安神，治疗患者心悸，失眠；以巴戟天补肾祛湿，治疗患者腰膝酸软。

案例2

李某，女，43岁。

乏力1年余。平素乏神困倦，气短，头痛，以额头为重，耳鸣，腰背酸痛，经带如常，多发子宫肌瘤，纳可，寐差，便调。面色少华，有黄褐斑。舌淡红，苔黄，脉弦。

辨证：脾虚湿困，气血亏虚，肾气不足。

方药：红参10g（先煎），白术30g，黄芪30g，黄连10g（打），清半夏10g，陈皮10g，茯苓30g，泽泻10g，防风10g，羌活10g，独活15g，柴胡15g，白芍30g，巴戟天30g，川芎10g，炒枣仁45g，旱莲草10g，续断60g，炙甘草6g。7剂，水煎服，每日1剂。

二诊诸症明显好转，以此方加减服药两周病愈。

按语：宗路老学术思想，临证用药应该灵活，此方以升阳益胃汤为主，却能找到多个方子的影子。老师常说临证不能执方治病，应以证寻方，随症化裁。

案例3

沈某，男，48岁。

胸闷、气短3年。乏力，头昏不清，视物迷糊，健忘，肩颈肌肉僵硬不适，腰背酸楚，纳可，有时嗳气，寐多梦，便溏，每日2次。舌红，舌体胖大，有齿痕，苔黄腻，脉弦细。

自诉胆内有泥沙样结石。

辨证：脾胃虚弱，风湿内侵。

方药：红参10g（先煎），白术10g，黄芪15g，当归10g，茯苓30g，黄连10g（打），清半夏15g，陈皮10g，泽泻10g，防风15g，羌活10g，独活10g，柴胡15g，白芍30g，姜黄30g，白芷10g，连翘15g，炙甘草10g，鲜姜3片，大枣6个。7剂，水煎服，每日1剂。

按语：病是复杂的，病因更加复杂。李东垣强调脾虚湿从内生，出现一系列症状。本人体会切莫拘泥于此因。临床有一大部分患者是感受外来风湿之邪，即风从表来，临床有此证，便用此方。理论虽能解释实践，指导实践，但永远没有实践鲜活。

总之，升阳益胃汤集健脾益气之"四君"、燥湿理气之"二陈"、泻肝益脾之"痛泻要方"于一体，健脾除湿，表里兼治。临床可以根据不同患者的体质和具体临床表现，灵活调整用药剂量。

第十四节 王九一应用花类中药经验

吾师王九一教授师从国医大师路志正，路老用药非常重视药物的合理搭配，擅长性味相反的药物同时使用，润燥兼顾，升降并用，虚实同调，寒温相配。用药轻灵活泼，常选性味平和之品，如花、叶、穗类中药，做到滋而不腻，补而不滞，理气而不破气。吾师亦继承了路老此学术特点，对于花类中药的运用有着独到的经验。花虽轻清，然吾师不拘泥于此，会根据轻重缓急，合理调整用药。

花类中药通常包括完整的花、花序和花的某一部分。

完整的花开放的，如红花、洋金花；花蕾期的如金银花、槐花、辛夷。花序采用花蕾的如款冬花；采收已开放的花如菊花、旋覆花；带花的果穗如夏枯草。花的柱头入药的如西红花，花柱入药如玉米须，花粉粒入药如蒲黄。

下面具体谈谈吾师常用的几味花类中药的经验。

1. 菊花

菊花为菊科植物菊的头状花序。霜降前花正盛开时采收，《本经》云："味苦，平"，"主诸风头眩，肿痛，目欲脱，泪出，皮肤死肌，恶风湿痹，利血气"。菊花为眼科常用的药物，具有疏风清热、平肝明目、解毒消肿之功。主要用于外感风或风温初起，发热，头痛，眩晕，目赤肿痛，疔疮肿毒。吾师常与桑叶、蝉蜕、夏枯草、石决明、钩藤等入肝经药物配伍，治疗外感风热、肝经头目有火的病证。

案例

高某，男，7 岁。

反复咳嗽 1 个月，时轻时重，服抗生素后可好转，停药后即复发，咽喉不利，嗽咽频繁，眨眼频繁，鼻塞，流黄涕，头痛，纳呆择食，寐安，便调，舌红苔黄，脉细数。吾师辨证为风热犯肺，肺失宣肃，以桑菊饮加减治疗。

桑叶 6g，菊花 6g，黄芩 6g，杏仁 6g，清半夏 6g，连翘 10g，芦根 30g，牛蒡子 10g，前胡 10g，炙枇杷叶 15g，桔梗 6g，天花粉 10g，生甘草 8g。5 剂，水煎服。

5 日后咳嗽明显减轻，症状基本消失。

2. 金银花

金银花为忍冬科植物忍冬的花蕾，又名忍冬花、双花。开花时间集中，必须抓紧时间采摘，一般在 5 月中、下旬采第一次花，6 月中、下旬采第二次花。在晴天清晨露水刚干时摘取花蕾，摊席上晾晒或阴干，并注意翻动，否则容易变黑。忌在烈日下曝晒。宜保存于干燥通风处，防止生虫、变色。《本经逢原》云："金银花，解毒去脓，泻中有补，痈疽溃后之圣药。但气虚脓清，食少便泻者勿用。痘疮倒陷不起，用此根长流水煎浴，以痘光壮为效，此即水杨汤变法。"金银花归肺、心、胃经，具有清热解毒、凉散风热之功，常用于痈肿疔疮，喉痹，丹毒，热毒血痢，风热感冒，温病发热。吾师认为，金银花是一味既可解表，又可清里的好药。重可治疮疡痈毒，红肿热痛，便带脓血，里急后重，轻可治风温初起，咽痛，头痛，关键在于用量。

案例

张某，男，72岁。

右大腿内侧丹毒10余天。皮肤红肿，触之较硬，偏热，疼痛难忍。发作前曾高热达40℃，无外感症状。右侧睾丸有积液史3年，现坠胀水肿。形体壮实，语音洪亮，舌红，苔黄厚，有中纵裂，脉沉弦。2018年4月16日彩超检查：右大腿内侧皮下脂肪层内无回声区，脓肿形成可能，双下肢皮下脂肪层淋巴水肿，双下肢静脉未见明显血栓形成。血常规检查：白细胞 15.96×10^9/L。患者诊断明确，吾师治以清热解毒，化瘀通络止痛，方选仙方活命饮加减。

金银花60g，忍冬藤250g，地龙30g，玄参30g，当归10g，赤芍30g，丹皮30g，生石膏60g（先煎），知母30g，黄柏30g，白芷30g，木贼草60g，天花粉30g，浙贝10g，制乳香6g，制没药6g，生山甲15g，皂角刺30g，生甘草10g。4剂，水煎服，每日4次，每次250mL。

4天后患者下肢肿痛明显减轻，皮肤温度降低，干燥结痂。吾师调整用药剂量，仍以仙方活命饮加减，1个月后患者痊愈。

3. 辛夷

辛夷别名木笔花、望春花，为木兰科植物辛夷或玉兰的花蕾。一般在早春花蕾未放时采摘，剪去枝梗，干燥即可。《本经》云："味辛，温"，"主五脏身体寒热，风头脑痛，面黯"。有散风寒、通鼻窍之功，用于风寒头痛，鼻塞，鼻渊，鼻流浊涕。吾师认为，辛夷为鼻病专药、要药，当与苍耳子、细辛、白芷区别。苍耳子与辛夷均偏于散头部之风，苍耳子有祛湿止痛之功，辛夷有宣通开窍之用。白芷相较于辛夷，宣通头面，面积更广，止痛作用明显。细辛可通行全身之气，尤善入心、肾两经。吾师认为，辛夷打碎后下，更能发挥其通窍之功。现在大多用煎药机熬药，故一般不用包煎。

案例

李某，女，32 岁。

过敏性鼻炎史 2 年余。着凉、闻异味或辣味则发，发作时流清涕，打喷嚏，夜间鼻塞，目、鼻、上腭干痒，恶寒，易感。经带如常，有时经后阴痒 2~3 天。纳可，寐差，入睡难，流涕时间长则头痛，善太息，乏力，气短，食过冷、过热食物易嗳气。舌红，苔黄干，脉细滑。

辛夷 6g，苍耳子 6g，蝉蜕 10g，升麻 15g，葛根 10g，白芷 10g，川楝子 15g，菊花 15g，柴胡 10g，黄芩 10g，薄荷 10g（后下），川芎 6g，合欢花 30g，延胡索 30g，煅牡蛎 30g（先煎），炙甘草 10g。7 剂，水煎服。

二诊时患者流涕、鼻塞症状明显好转，以此方加减调理 1 个月，患者鼻炎再未反复。

4. 槐花

槐花为豆科植物槐的花朵或花蕾。夏季，花初开放时采收花朵，称"槐花"；花未开时采收花蕾，称"槐米"。除去杂质，当日晒干。《日华子本草》云："味苦，平，无毒"，"治五痔，心痛，眼赤，杀腹藏虫及热，治皮肤风，并肠风泻血，赤白痢"。有凉血止血、清肝明目之功，主治肠风便血，痔疮下血，血痢，尿血，血淋，崩漏，吐血，衄血，肝热头痛，目赤肿痛，痈肿疮疡。槐花轻清，吾师一般用 3～6g，对痔疮、结肠炎或其他大便下血属风热或湿热邪毒，壅遏肠道，损伤脉络者，效果显著，肠癌便血亦可应用。

案例

魏某，男，50 岁。

大便黏腻不爽 2 年余，日行 5～8 次，偶尔便中带脓血，纳后即欲便。2018 年 2 月份肠镜诊断为直肠息肉、直肠炎。刻下：左少腹坠胀灼热，肛门坠胀灼热，有便不尽感，甚则脱肛，乏力，腰酸，纳可，寐差，舌暗红，苔黄，脉弦细。

方药一：炒槐花 6g，当归 10g，防风 60g，白芷 30g，白及 6g，地榆炭 15g，炒枳壳 15g，黄芩 10g，龙胆草 6g，石斛 30g，白芍 30g，砂仁 10g，连翘 15g，焦槟片 15g，葛根 15g。7 剂，水煎服。

方药二：地榆炭 30g，黄柏 60g，卷柏 60g，凤眼草 60g，苦参 30g，炒枳壳 30g，防风 30g，蛇床子 15g，白芷 15g，地龙 15g，生甘草 15g，芒硝 50g。7 剂，水煎，放温坐浴，每次 20～30 分钟。

1 周后复诊，患者诉大便较前明显顺畅，少腹坠胀、烧灼感、肛门灼热感均减轻，仍脱肛，以上方加减调理 1 个月，患者症状基本消失。

5. 鸡冠花

鸡冠花为苋科植物鸡冠花的花序。8～10 月间，花序充分长大，并有部分果实成熟时，剪下花序，晒干。《滇南本草》云："性寒，味苦微辛"，"止肠风下血，妇人崩中带下，赤痢"。鸡冠花有凉血、止血之功，主治痔漏下血，赤白下痢，吐血，咳血，血淋，妇女崩中，赤白带下。此药为治疗带下证常用药，吾师治脾虚带下，常与白术、茯苓、芡实等药同用。治湿热带下，常与黄柏、车前子、苍术等药同用，治血热妄行之赤白带下、崩漏，常与丹皮、赤芍、苎麻根、茜草等药同用。若配伍党参、黄芪、山茱萸、炮姜等药，则可用于冲任虚寒之崩漏。治血热便血、痔血，常与地榆、槐花、黄芩炭等药同用。

案例

王某，女，28 岁。

1 年前，剖宫产后，带下量多色黄，伴阴痒。妇科诊断为滴虫性阴道炎、细菌性阴道炎。产后 1 个月来经，月经量可，色正，带经 10 余天。刻下：头晕，乏力，乏神，黄带量多，阴痒，有时腰痛，易烦躁，产后未哺乳，有贫血史。舌暗红，苔薄黄，脉细滑。

黄柏 30g，白果 10g，芡实 10，枳壳 10g，椿皮 10g，苦参 15g，地肤子 20g，车前子 30g（包煎），连翘 10g，鸡冠花 30g，土茯苓 10g，炒蒲黄 30g，续断 30g，柴胡 10g，白芍 15g，生甘草 10g。10 剂，水煎服。

患者 10 天后复诊，黄带量明显减少，阴痒减轻。再以上方加减 7 剂巩固治疗。

6. 红花

红花为为菊科植物红花的花。5～6 月当花瓣由黄变红时采摘管状花，晒干、阴干或烘干。《开宝本草》云："辛，温，无毒"，"主治产后血晕口噤，腹内恶血不尽、绞痛，胎死腹中，并酒煮服。亦主蛊毒下血"。有活血能经、祛瘀止痛之功，主治经闭、痛经，产后恶露不行、瘀血作痛，跌打损伤，关节疼痛，中风，斑疹。红花为常用的活血化瘀药，吾师常与桃仁同用，红花偏于散全身无定处之瘀，桃仁偏于散有形之瘀。

案例

胡某，女，30 岁。

月经量少 1~2 年，周期如常，带下如常，现行经第一天，平素带经 2~3 天。经前易怒，气短，心烦，乏力，乏神，下午脘腹胀满，纳可，寐差，便干，2 日一行，口周起痤疮。舌暗淡红，苔黄少津，脉细。

当归 10g，川芎 10g，生地黄 15g，桃仁 10g，赤芍 20g，红花 20g，茯苓 30g，苍术 30g，知母 10g，丹皮 15g，黄柏 15g，益母草 30g，柴胡 10g，炒枳壳 30g，炒栀子 15g，防风 30g，砂仁 10g，制莪术 30g，合欢花 30g。7 剂，水煎服。

药后经量较前增加，带经 4 天，转用养血调经之品。

7. 款冬花

款冬花为菊科植物款冬的花蕾。10 月下旬至 12 月下旬在花未出土时采挖，摘取花蕾，去净花梗及泥土，阴干。《本经》云："味辛，温"，"主咳逆上气善喘，喉痹，诸惊痫，寒热邪气"。有润肺下气、止咳化痰之功，用于治疗新久咳嗽，喘咳痰多，劳嗽咳血。吾师常将款冬花与紫菀同用，紫菀偏于宣肺化痰而止咳，款冬花偏于温肺化痰。对于久咳，常与川贝、杏仁、沙参、玄参同用，痰中带血者可加百合、藕节，肺热明显可加黄芩、桑白皮、鱼腥草。

案例

朱某，男，60 岁。

哮喘十余年，加重 7 天。现症见胸闷气短，喘促，息粗。咽喉不利，痰黏不易吐，夜不能平卧。间断左胸痛，乏力，纳呆，心悸，便软，日行 2~3 次。形瘦，舌红，苔薄黄少津，脉细弦。

干姜 10g，桂枝 10g，炙麻黄 10g，白芍 30g，辽细辛 5g，清半夏 15g，黄芩 15g，苏子 45g，紫菀 20g，款冬花 20g，车前子 45g（包煎），炙葶苈子 5g，煅牡蛎 30g（先煎），石菖蒲 10g，白果 10g，川贝 10g，柴胡 10g，炙甘草 6g。7 剂，水煎服。

药后喘促减轻，仍以小青龙汤合紫菀、款冬花加减，调理1个月，病情平稳。

8. 合欢花

合欢花为为豆科植物合欢的花或花蕾。6月花初开时采的花，商品称合欢花，花未开时采的花蕾，商品称合欢米，除去枝叶，晒干。《四川中药志》云："性平，味苦，无毒。"《本经》云："主安五脏，和心志，令人欢乐无忧"。有解郁安神、理气开胃、消风明目、活血止痛之功，主治忧郁失眠，胸闷纳呆，风火眼疾，视物不清，腰痛，跌打伤痛。

案例

刘某，女，41岁。

失眠半个月，入睡困难或寐浅，时睡时醒，容易紧张，右侧轻微偏头痛，右肩部拘紧，月经量偏少，先期3天，带下如常。纳可，晨起轻微恶心，便调。舌淡红，苔黄，脉沉细滑。

黄连10g，陈皮10g，半夏15g，枳壳15g，茯苓30g，石菖蒲10g，泽泻6g，远志6g，竹茹10g，连翘10g，栀子15g，百合30g，郁金6g，草豆蔻6g，炒枣仁45g（打），合欢花30g。14剂，水煎服。

药后患者睡眠已恢复正常。

9. 夏枯草

夏枯草为为唇形科植物夏枯草的果穗。夏季当果穗半枯时采下，晒干，名则为草，实则为花穗。《本经》云："味苦辛，寒"，"主寒热、瘰疬、鼠瘘、头疮，破癥，散瘿结气，脚肿湿痹"。有清火、明目、散结、消肿之功。主要用于目赤肿痛，目珠夜痛，头痛眩晕，瘰疬，瘿瘤，乳痈肿痛，甲状腺肿大，淋巴结结核，乳腺增生，高血压。菊花与夏枯草均能治头痛，菊花偏于散风热，夏枯草偏于平肝清热。玄参与夏枯草均能治瘰疬，玄参偏于滋阴降火，解毒散结，夏枯草偏于平肝解郁，清热散结。

案例

甄某，女，75岁。

血压偏高半个月，现症见心悸，心烦，口苦，恶心，头晕，后背酸沉，双下肢酸软，气短，纳少，寐差早醒，便溏，日行1~2次，舌暗红少苔，脉滑。血压145/73mmHg。

龙胆10g，栀子10g，木通6g，泽泻15g，车前子30g（包煎），柴胡10g，黄芩10g，代赭石30g（先煎），煅牡蛎30g（先煎），姜黄15g，竹茹10g，黄连10g，麦冬10g，葛根15g，夏枯草30g。7剂，水煎服。

1周以后患者心态平稳，无口苦、恶心、头晕症状，吾师减清热苦寒类药，增加健脾滋阴类，继续服半月，患者症状完全消失。

10. 炒蒲黄

蒲黄为香蒲科植物长苞香蒲、狭叶香蒲、宽叶香蒲或其同属多种植物的花粉。夏季花将开放时采收蒲棒上部的黄色雄性花穗，晒干后碾轧，筛取细粉。《本经》云："味甘，平"，"主心腹膀胱寒热，利小便，止血，消瘀血"。有止血、化瘀、通淋之功，主要用于吐血，衄血，咯血，崩漏，外伤出血，经闭痛经，脘腹刺痛，跌仆肿痛，血淋涩痛。炒蒲黄与五灵脂组成失笑散，蒲黄活血化瘀兼有凉血止血作用，五灵脂活血化瘀偏于温散。

案例

张某，女，24岁。

原发痛经始于12岁初潮，逐渐加重，现每月间断服止痛药。月经量可，周期如常，血块多，小腹冷凉，痛甚腹泻，恶心，呕吐。带下如常，现行经第一天。纳寐如常，便溏软，舌暗红少苔，脉弦滑。

小茴香20g，干姜10g，延胡索30g，五灵脂30g，炒蒲黄30g，制没药6g，川芎10g，当归10g，肉桂10g，山药30g，乌药30g，炒白芍30g，白术30g，茯苓30g，白芷15g，木香15g，炙甘草10g。7剂，水煎服。

药后痛经较前减轻，血块减少，带经6天，转用温经养血药继续调理3个月，痛经消失。

11. 谷精草、密蒙花、葛花、玉米须、厚朴花、旋覆花

谷精草、密蒙花均为眼科常用药，能清肝经虚火，明目退翳。葛花味甘性凉，为解酒专药，主治伤酒烦热口渴，头痛头晕，脘腹胀满，呕逆吐酸，不思饮食。玉米须味甘性平，有利尿消肿、平肝利胆之功，对于慢性肾炎、肾病综合征以及急性溶血性贫血并发的血红蛋白尿有着独到的作用。厚朴花味苦性微温，有理气化湿之功，常用于胸脘痞闷胀满，纳谷不香。旋覆花多用于心下痞硬、嗳气之症。

第十五节　湿为百病之长

1. 湿为百病之长的认识过程

由于时代的变迁，社会的发展，人们生产生活环境及起居饮食等有了巨大的变化，人类所患疾病谱亦有了很大的变化。中医对疾病的认识也随着时代的变迁而发展，在继承前辈先贤的基础上有所发挥。王九一老师在基层一线临证五十余年，对中国近几十年的高速发展及疾病谱的改变有着切身的体会，并在深受国医大师路志正学术思想影响，对湿病理论领会深入并有所发挥，革命性地提出"湿为百病之长"的观点。

传统认为"风为百病之长"，这个观点源自《黄帝内经》。《素问·风论》曰："风者，百病之长也，至其变化乃生他病

也。"王冰注曰："长，先也，先百病而有也。"《素问·骨空论》曰："风者，百病之始也。"风、寒、暑、湿、燥、火六淫邪气，风邪为始，且其他邪气多依附于风邪而侵犯人体，从而致病。对此历代医家多有论述。

王老师指出，对于疾病的认识，要综合考量。这包括了人们所处的自然环境、社会环境及人本身的生活起居等多个方面。"风为百病之长"的年代，生产力发展水平落后，人们大部分还在为了温饱而奋斗，如户外劳作、野外渔猎、放牧等，多直接暴露在自然环境中，饱受了大自然的风、寒、暑、湿、燥、火六淫邪气侵袭，又常食不果腹，正气不足，从而罹患疾病，外感之病较多。随着生产力水平的提高，社会不断发展，人们所处的自然环境、社会环境以及人本身的生活起居条件都有了巨大的变化。生产生活的主要地点由户外转入室内，由体力劳动转为脑力劳动，由"日出而作，日落而息"转为"朝九晚五"，熬夜、嗜酒、过食肥甘、过度减肥等各种不健康的生活方式，以及由于大量信息冲击造成的心态失衡等，使疾病谱发生了巨大的改变，如肿瘤、心脑血管病、代谢性疾病的增加等。究其病因，多与湿邪有关，包括内湿和外湿两个方面。已非"风为百病之长"可以解释了。

2. 湿邪致病的医家论述

湿邪致病历代医家多有论述，清·雷丰曰："四时皆有湿病，总当因时制宜，不可拘泥常例。即有春日阳和，夏日炎热，秋日燥烈，冬日温暖，何湿之有？惟其春雨潇潇，秋雨霏霏，冬雨纷纷，人感之者皆为湿病。"雾露霜雪皆可因湿携寒致病。清·叶天士在《临证指南医案·卷五》云："一切诸疾，起初皆由湿生。"《七松岩集·痰饮》云："湿痰者，外则体肥，多汗倦怠，内则中满，肠鸣泄泻。"《丹溪心法·中风》云："东南之人多是湿土生痰，痰生热，热生风也。"《时病论·卷七》又云："湿土之气，内应乎脾，脾土受湿，不司运化，内湿酿成痰饮。""脾为生痰之源，肺为贮痰之器，夫而乃湿气而生，湿由脾弱而起，盖脾为太阴湿土，得温则健，一被寒湿所侵，遂困顿矣……则水谷之精微悉变为痰。"张景岳亦说："痰即水也，其本在肾，其标在肺。"国医大师路志正认为，湿有内外之分，外湿"不独吴地多湿，北方湿病亦不少"，"当今饮食情志不节，内湿所致之病尤为繁多"。

3. 湿为百病之长的分析

王老师指出，内生之湿为湿病的主流。内湿是体内水液代谢异常变化的病理产物。水液代谢的全过程是依靠各脏腑功能协同作用完成的。如果胃失其腐熟，脾失其健运，肺失宣降，不能通调水道，肾气肾阳亏损，失其温煦气化，肝失疏泄，三焦失其决渎，心气虚心阳虚，血液不能正常运行，小肠失其分清泌浊，膀胱失其开合，其中任何一脏腑功能失常，都会影响津液的生成、输布与排泄，使水液代谢发生障碍，从而使湿邪内生，留于机体各处，发为多种湿病。其中又以脾肾尤为重要。然现代人不健康的生活方式，如熬夜、嗜酒、过食肥甘、过度减肥等，以及思虑、心态失衡等，都会影响脏腑功能，从而造成湿邪内生，湿病丛生。感受外湿，不仅可以直接致病，也可影响脏腑而使湿从内生，加重湿病。

综上所述，由于时代的变迁，自然环境、社会环境以及人本身的生活起居的改变，人们感受外邪的概率降低，内伤疾病的发病率增加，从而由"风为百病之长"转变为"湿为百病之长"。

第十六节　脂溢性脱发从湿治

国医大师路志正教授是我的导师王九一教授的授业恩师。

他临证七十载，在学术上首开湿病论治先河，同时也是一位脾胃病学的大家。很多五脏六腑的疑难杂症，路老从湿论治、从脾胃论治都迎刃而解，效如桴鼓。在总结前贤经验的基础上，路老提出"持中央，运四旁，怡情志，调升降，顾润燥，纳化常"十八字诀作为调理脾胃甚至一切疾病的准则。

下面我管窥蠡测，联系脂溢性脱发这一常见病，谈谈对路老湿病学思想及这十八字诀的理解。

1. 北方多内湿，湿证贯百病

湿为六气之一，是长夏主气。夏秋之交，阳热下降，水气上腾，潮湿充斥，故为一年中湿气最盛的季节。就地理位置而言，南方山峦偏多，气候温润，加之人们或受雾露雨淋，或久居卑湿之地，江河之上，或水中作业，湿气过重，转为邪气，故湿多从外受。北方多风，有人认为北方多燥。然在当今盛世，生活工作节奏加快，思想压力较大，思虑偏多，久坐劳心，耗气伤阳，加之以酒为浆，以妄为常，恣食肥甘煎炸，损伤脾胃气机，变精华为痰、饮、湿、浊、瘀，故湿从内生。湿邪可夹杂其他邪气致病，如风湿、寒湿、湿热、湿毒、湿温等。脂溢性脱发中有一个最常见的类型便是湿热蕴结，湿随热邪上达颠顶，郁结于头皮，阻止气机，形成湿浊。郁久则发不得气血濡养，故而脱落。可见由湿而产生浊、痰、饮等其他证候，而湿邪是其根本原因。湿邪致病在中医临床上常见的有中风、胸痹、支饮、痰饮、水肿、妇人带下及西医指的多种免疫低下性疾病等。

2. 持中央，运四旁

《素问·至真要大论》病机十九条云："诸湿肿满，皆属于脾。"脾主运化水液。脾与胃受纳转输，协调升降，温煦而润，完成对饮食物的消化吸收及精微的输布。《素问·太阴阳明论》："脾者，土也，治中央，常以四时长四脏。"《素问·

五运行大论》曰："中央生湿，湿生土，土生甘，甘生脾，脾居中焦。"脾具有运化之职，能消化饮食水谷，化生水谷精微，并将水谷精微化生气血，充养全身，如同土地承载万物，充养万物，故将其称为"后天之本"。《素问·金匮真言论》曰："中央黄色，入通于脾……其味甘，其类土。"中央为东、西、南、北四方变化的必经之处，脾位中焦，主升清，其与胃的降浊相互配合，构成五脏气机升降的枢纽。脾胃升降正常，则肝升肺降，心肾相交。脂溢性脱发作为当今社会的常见病、疑难病，一个重要的病因就是脾失健运。脾虚无力运化水湿，湿浊蕴结头皮，便可出现头发稀疏脱落，头皮有脂性分泌物，发质油腻，伴多汗、口苦、大便干、舌质红、苔黄腻、脉濡或弦数等症状。治疗当以清热健脾祛湿为大法。我的导师王九一教授常以茯苓、泽泻淡渗利湿，以苦参、地肤子、野菊花、白鲜皮清利湿热，以蔓荆子清利头目，疏散风热，并引诸药上行。

3. 怡情志，调升降

七情是机体正常的精神状态，一般不会致病，但七情超过一定限度，就会导致疾病的发生。《素问·举痛论》曰："余知百病生于气也，怒则气上，喜则气缓，悲则气消，恐则气下，寒则气收，炅则气泄，惊则气乱，劳则气耗，思则气结。"可见情志对于气机影响之大。路老高屋建瓴地告诫我们调升降气机应怡情志。

《素问·六微旨大论》云："出入废则神机化灭，升降息则气立孤危。"路老认为，生命活动在于一个"动"字，动而不止则变化生，则生命不息，调升降最重动中求衡。同时调理脾胃气机升降应与调理少阳、三焦气机相结合。少阳、三焦的功能在于和解表里，疏通上下，一横一纵，舒展气机。少阳主升，脾亦主升，但脾升有赖于少阳之助。补中益气汤中用柴胡，便是引动少阳升发之气，以助脾升清。在治疗脂溢性脱发时，我的导师王九一教授继承了路老的学术思想，多在健脾祛湿药物中加入疏肝宣肺之药如杏仁、薄荷、蝉衣、芥穗、桔梗、枳壳来调理气机。

湿性重浊、黏滞，易阻滞气机。湿邪侵及人体，留滞于脏腑经络以及皮毛，从而使气机升降失常，常出现胸脘满闷、小便短赤、大便不爽等症状。如头皮气机不疏，则出现头皮油脂偏多、瘙痒；气滞血虚，血不荣于发，则头发稀疏脱落。脾为阴土，为运化水湿的主要脏器，性喜燥恶湿，故湿邪无论外感、内生，常先困脾，使脾阳不振，运化无权，水湿停聚。湿浊滞于头皮，则发质油腻。在治疗上，路老提醒我们调脾胃要善于调理气机升降。路老学术继承人路京华教授在名老中医学术思想研修班上讲学时指出："路老善调脾胃，善治湿，而治湿莫先于调气，气行则湿动，气滞则湿阻。祛湿不在渗利而在气化，气行则化，气机运转则滞者消而新者生。是以化湿于展气机之中，顺气于调升降之内。"

4. 顾润燥，纳化常

"顾润燥，纳化常"是多数前辈医家关于脾胃病的治疗论述，而我认为路老所站的学术高度远非如此。"顾润燥"在于一个"阴"字，路老教导我们，在治病用药的过程中要学会顾护阴液、阴精、阴血。润燥只是阴液、阴精、阴血的外候，通过其表象，调整药物的寒凉、燥润。伤寒有"急下存阴"之说，温病有"留得一分津液，便有一分生机"之说，朱丹溪提出"阳常有余，阴常不足"，张介宾提出"阳非有余，阴常不足"，虽在阴阳含义上有所差异，但都应顾护润燥。

"纳化常"多数医家理解为脾胃的吸收、腐熟、转输功能，其实可广泛地理解为人体对外界一切的吸收采纳和适应过程，比如肾的纳气，身体对外界环境的适应，以及人体对七情之伤的调节等。当采纳过度，或接纳不良，则无从生化，只能靠药物调节。

脂溢性脱发常分为两大类型，即油性脂溢性脱发和干性脂溢性脱发。油性脂溢性脱发多为湿热蕴结，阻滞气机，为肝失疏泄，润泽太过所致。干性脂溢性脱发为阴血不足，血虚生燥所致，表现为头发干枯或焦黄，头屑较多，头皮瘙痒，舌淡苔薄，脉细。在治疗上，王九一教授秉承师诲，兼顾润燥。湿性脂溢性脱发常以龙胆泻肝汤、萆薢渗湿汤加减治疗，使其燥湿而不伤阴。干性脂溢性脱发则以消风散、四物汤、神应养真丹等方加减，凉血润燥，养阴护发。

路志正教授为一代国医宗师，他常常告诫弟子及吾等孙辈，"大道无形，大医无方"，学习中医要学会融会贯通，书上的理论只是入门的途径，鲜活的临床才是吾辈用武之地。古往今来，环境在变，人体体质在变，病证在变，要学会圆机活法，随证变通，"读书师古非泥古，因证施方不执方"。

第十七节　甘露消毒丹治疗喘证

国医大师路志正教授乃吾师王九一的恩师，为临床大家。吾师曾参与路老《中医湿病证治学》的撰写，深受其湿病学思想的影响。一般认为北方干燥，刚劲多风，湿邪不甚，而多忽视，然路老认为湿病不仅南方独有，北方亦不少见，只是感邪途径有异，受侵脏腑有别而已。

现代社会，人们工作节奏加快，生活水平提高，饮食谱较原来发生改变，致使饥饱不调之人增多，以茶为饮，以酒为浆，过食肥甘厚味之人日众。湿热中阻，久之致人之体质多为湿热。一感外邪，即易入里，随湿化热，上蒸于肺。肺为娇脏，以轻清宣降为顺，湿热浊气上迫，使其宣降功能失常而发为鼻炎、咽炎、咳嗽、哮喘等呼吸道疾病。吾随王九一老师行医十余载，每以甘露消毒丹加减治疗此类疾病，常常获得良效，现举一例以共享。

案例

赵某，男，55 岁，1998 年 7 月 10 日初诊。

患者素有支气管哮喘史 20 余年，每于劳累后加重。形腴，喜肉食，近 3 天干农活后咳喘加重，现服氨茶碱、阿斯美，喘促不能平卧，严重时需吸万托林气雾剂才稍缓解。刻下：喘促气短，痰多，偶有泡沫，胸中烦闷，时有烧灼感，纳差，口苦，寐差，小便黄，尿少，大便干，舌红，苔黄厚腻，脉滑数。

吾师认为证属湿热壅肺，阻碍肺之宣发、肃降之功。治宜升清降浊，以芳香化湿、轻清平淡之甘露消毒丹治疗。

方药：藿香 15g，草豆蔻 10g，茵陈 15g，滑石 30g（包煎），车前子 30g（包煎），木通 5g，黄芩 10g，连翘 15g，石菖蒲 10g，川贝 10g，薄荷 10g（后下），射干 10g，紫菀 15g，款冬花 15g，炒栀子 15g，生甘草 10g。

7 剂，水煎，分 3 次饭后服。忌生冷、油腻、辣椒、茶酒。

7 月 17 日二诊：患者喘促气短明显减轻，心胸已无烦闷感，纳增，小便较前畅快，大便仍干黏，舌苔较前变薄，仍偏腻，脉数。上方加杏仁 10g，7 剂，水煎服。

7 月 24 日三诊：患者携锦旗而来，诉其多年哮喘现已无明显不适。嘱其节饮食，薄滋味，避免劳累，并以百合固金汤、生脉饮加减益气养阴，以防再发。

按语：甘露消毒丹出自王士雄的《温热经纬》卷五，原治疗湿温时疫湿热并重之证，是夏令暑湿季节常用方剂，被王士雄誉之为"治湿温时疫之主方"。方中茵陈味苦性微寒，

《本草经疏》言其主风湿寒热，邪气热结，黄疸，通身发黄，小便不利及头热，皆湿热在阳明、太阴所生病也。藿香味辛性微温，芳香化湿，温煦而不燥烈，能祛除一切阴霾湿邪。黄芩、连翘清肃肺热，石菖蒲、蔻仁辛温宣肺理气，川贝、射干清肺利咽化痰，滑石、木通利水道以清湿热，薄荷辛凉宣肺透热。诸药配合，使湿化热清，气机畅利，肺气得以正常宣发肃降。喘证早在《内经》中就有记载，可分为虚实两类，实喘在肺，以肺气宣肃失常为病机要点。历代医家多从外感风、寒、燥、热，内有痰浊、水饮或肝郁气逆，壅塞肺气论治，鲜有考虑暑湿壅肺，阻滞肺之气机而喘。路志正教授，乃一代大家，为吾辈指明一条新的辨证思路。伤寒大家刘渡舟教授也曾用甘露消毒丹治疗咳嗽，亦获桴鼓之效，均为吾辈树立了榜样。